EU SOU ÚNICO, E VOCÊ TAMBÉM!

EU SOU ÚNICO, E VOCÊ TAMBÉM!

Superando limites, realizando sonhos

MARCUS CALIL

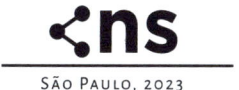

São Paulo, 2023

Eu sou único, e você também! – Superando limites, realizando sonhos

Copyright © 2023 by Marcus Calil
Copyright © 2023 by Novo Século Ltda.

EDITOR: Luiz Vasconcelos
COORDENAÇÃO EDITORIAL: Silvia Segóvia
PREPARAÇÃO: Adriana Bernardino
REVISÃO: Andrea Bassoto
FOTOS DO AUTOR: Marcelo Almeida Calil
Bruno Salgado
André Marlos
ILUSTRAÇÕES: Rafael Cordeiro Fleury
PROJETO GRÁFICO E DIAGRAMAÇÃO: Manoela Dourado
CAPA: Ian Laurindo

Texto de acordo com as normas do Novo Acordo Ortográfico da Língua Portuguesa (1990), em vigor desde 1º de janeiro de 2009.

Dados Internacionais de Catalogação na Publicação (CIP)
Angélica Ilacqua CRB-8/7057

Calil, Marcus
  Eu sou único, e você também! : superando limites, realizando sonhos / Marcus Calil. -- Barueri, SP : Novo Século Editora, 2023.
  160 p. : il., color

ISBN 978-65-5561-622-4

1. Calil, Marcus – Autobiografia 2. Triatletas – Brasil - Autobiografia I. Título

23-3888   CDD 927.964257

Índice para catálogo sistemático:
1. Calil, Marcus – Autobiografia

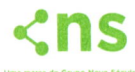

Alameda Araguaia, 2190 – Bloco A – 11º andar – Conjunto 1111
CEP 06455-000 – Alphaville Industrial, Barueri – SP – Brasil
Tel.: (11) 3699-7107 | E-mail: atendimento@gruponovoseculo.com.br
www.gruponovoseculo.com.br

Dedico este livro ao esporte e à atividade física, pois graças à minha intimidade com a prática esportiva fiz a feliz escolha por minha profissão de educador físico, com a qual conquistei tudo que tenho até hoje e realizei centenas de objetivos, conquistas pessoais, satisfação com minha autoimagem, além de proporcionar uma boa qualidade de vida e saúde para milhares de alunos.

O ESPORTE SALVA VIDAS, MUDA TRAJETÓRIAS DAS PESSOAS E, MAIS DO QUE NUNCA, PERMITE QUE ELAS VIVAM COM QUALIDADE.

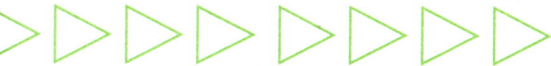

AGRADECIMENTOS

Agradeço a Deus, pois nunca me faltou fé e meu coração sempre foi tocado com palavras, pensamentos e sabedoria. Minha fé é inabalável. Minha crença em Deus sempre me fez conquistar tudo o que eu quis, principalmente o que, certas vezes, parecia impossível.

Agradeço à minha mãe, pois desde o início de minha escolha profissional ela nunca hesitou em incentivar minha decisão, mesmo quando, infelizmente, o educador físico era visto como desleixado e com um futuro não muito promissor. Em nenhum momento, minha mãe questionou os resultados financeiros, apenas se a escolha da minha profissão me deixaria feliz e realizado. Seu apoio veio do fato de, desde a minha infância, ela ter me incentivado a praticar esportes diversos. Comprava material esportivo, colocava-me em várias modalidades e "deixava passar" os diversos vasos quebrados em casa por conta das boladas que recebiam.

Agradeço ao meu pai que, com muitas experiências de vida, fez com que eu aprendesse muitas coisas por tabela, apesar de não ter me criado. Tenho muito respeito por sua trajetória e conquistas. Um homem íntegro, honesto, generoso, otimista e extremamente inteligente. Saiu do interior de Minas Gerais para tentar uma vida melhor. Mesmo sem escolaridade, conquistou o mundo com sua sabedoria. Proporcionou uma infância confortável para nós e batalha até os dias de hoje, com fé e pensamento positivo.

Agradeço à minha esposa, Fabiana, pois ela é a responsável por me dar o meu maior legado, meu filho, Davi. Fabiana é uma mulher forte, literalmente, sempre esteve ao meu lado nos momentos difíceis, segurou a onda e nunca desceu do salto. Mas o que fez com que eu me apaixonasse por ela foi a sua simplicidade, mesmo sendo uma princesa. Ela se senta no chão da loja no shopping, come cachorro-quente no meio-fio e está comigo para o que der e vier. Obrigado por estar comigo nessa nova fase de nossas vidas e por me escolher para ser seu companheiro de vida. Obrigado por, às vezes, também ser a oposição, pois o avião só decola com vento contra.

Agradeço ao meu filho, Davi, que daqui a alguns anos estará lendo este livro, e espero que com muito orgulho. Filho, saiba que você é a minha maior realização pessoal, estarei sempre ao seu lado, incentivando, cobrando e orientando. Você é um menino abençoado e promissor, continue sempre com esse sorriso apaixonante, que o acompanha desde a infância. Sua força, sabedoria e boa memória já são notáveis. Foque isso e curta a jornada da vida. Essa é a melhor parte.

Agradeço aos meus amigos de infância, que estão comigo há quarenta anos – amo vocês; aos novos amigos que chegaram em minha vida ao longo dos anos; aos meus familiares; aos meus alunos – que, de alguma forma, pude colaborar com seu bem-estar físico; e a todas as pessoas que me incentivaram nessa jornada!

Agradeço à editora Novo Século e à Karina Claro Cayres por colaborarem e acreditarem na realização desse legado. E à Silvia Segóvia, coordenadora editorial desta obra, que com paciência, dicas e sabedoria me ajudou a alcançar um alto nível de excelência e profissionalismo.

Agradeço também ao responsável por ser a faísca que faltava na minha vida, Pablo Marçal. Realmente, em 38 anos, nenhum ser humano me tocou tão profundamente com suas palavras como ele. Às vezes, um foguete só precisa de uma faísca para voar. Essa faísca veio em outubro de 2021, em uma foto numa rede social, em que aparecia um Ferrari ao fundo da sua garagem. Com alguns comentários de internautas sobre ostentação, ele respondeu com esta frase: "Desculpe se você é escasso, mas você deveria olhar para esse carro e dizer que não merece menos do que isso". Daí em diante, a transformação aconteceu. Este livro é fruto dessa nova fase.

SUMÁRIO

Prefácio, 13

Introdução, 15

CAPÍTULO 1   O nascimento do atleta amador, 19

CAPÍTULO 2   O menino multiesportivo, 35

CAPÍTULO 3   As más escolhas, 45

CAPÍTULO 4   De adolescente esportista a estagiário-empresário, 57

CAPÍTULO 5   A escolha da profissão, 71

CAPÍTULO 6   Dezoito anos de experiência, 81

CAPÍTULO 7   A pandemia e seus bons frutos, 91

CAPÍTULO 8   O pai de família, *Ironman* da vida real realizando sonhos, 107

CAPÍTULO 9   Autoconhecimento e *insights*, 123

CAPÍTULO 10   A cartilha do Calil, 139

CAPÍTULO 11   Nova era, novos hábitos, novos resultados, 151

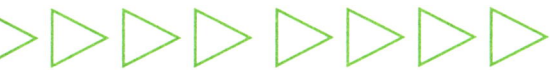

PREFÁCIO

Faz doze anos que conheço o Marcus. Desde a primeira vez que conversamos até este momento, ele sempre foi otimista, animado e sonhador.

Ao longo desses anos, eu o vi crescendo cada vez mais e não me recordo de vê-lo cabisbaixo ou pensando negativamente.

Ele se tornou pai e esse foi o marco para sua maturidade se definir.

Todos os dias, agradeço a Deus por ter colocado em minha vida um esposo exemplar e um pai maravilhoso para o nosso filho.

Ao contrário de muitas pessoas, Marcus se ressignificou durante a pandemia, momento extremamente triste e emocionalmente estressante para todos. Ele só pensava em crescer e ser inspiração para as pessoas. Com isso, estudou muito, tornou-se um ser humano motivacional e começou a transformar vidas!

Marcus sempre foi um excelente profissional, compromissado com suas responsabilidades nas empresas em que trabalhou, mas isso não era suficiente para o seu coração. Ele sempre teve necessidade de expor seus pensamentos, sua alegria e sua positividade.

Quem tem luz própria como ele jamais ficará na escuridão. O mais incrível foi ele ter decidido espalhar essa luz na vida das pessoas.

Em resumo, o livro que o leitor tem agora em mãos relata a vida de um homem digno e corajoso. Ao longo da leitura você se sentirá motivado e verá sua vida transformar-se. Há paixão e entusiasmo nestas páginas. Aproveite!

Fabiana Calil, primavera de 2023.

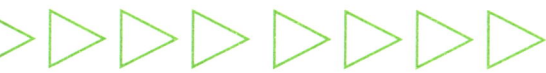

INTRODUÇÃO

Desde já agradeço pelo seu tempo dedicado a curtir esta história e apreço por estar aqui comigo, acompanhando essa jornada única de sucesso e realizações. Posso e irei contar tais feitos comprovados e realizados na minha maravilhosa jornada dos 0 aos 40 anos, grande parte realizada e conquistada por meio da lei da atração, mentalização, movimento e ação.

Quando digo que foi, e ainda é, uma jornada única e de sucessos, refiro-me aos sucessos que são medidos de acordo com os meus sonhos e desejos, e única por tratar-se de um ser humano único, igual a você!

Somos seres humanos diferentes e cada um possui uma história, uma jornada, algo que ninguém nunca terá igual. Primeiramente, só por termos um DNA único já nos tornamos singulares neste mundo. Costumo dizer nas minhas palestras que já nascemos vencedores, pois vencemos a primeira e mais difícil corrida, a corrida dos espermatozoides. Dentre os trezentos milhões de espermatozoides, nós fomos os campeões e obtivemos o lindo milagre da vida.

Fui batizado na Igreja Católica, mas digo que sou cristão e respeito todas as outras religiões, pois acredito que somos filhos de um único Deus, o criador! Não tenho preconceito e sou aberto a novas ideias, contanto que tenhamos sempre fé em algo superior, que nos guie na caminhada da vida e que nos faça ter forças para seguirmos em frente nos momentos bons e ruins, além de acreditar que tudo é possível.

Nesta autobiografia, você terá o prazer de testemunhar fatos vividos por mim, acontecimentos que, às vezes, nem eu mesmo conseguia entender e explicar. Só após muito conhecimento e entendimento da vida pude perceber que tudo estava na minha mente. Com uma fé inabalável e pensamentos positivos, as coisas aconteciam. Desde sonhar com um brinquedo, conseguir novos alunos como *personal trainer* no momento em que eu mais precisava, realizar viagens sem ter condições, entrar um dinheiro inesperado, ajudar pessoas na rua, comprar bens materiais que, certas vezes, pareciam impossíveis. Enfim, feitos que eu jurava que não aconteceriam, mas que nunca deixei de acreditar serem possíveis. Aqui estão algumas das histórias que aconteceram comigo ao longo de quarenta anos e que são só o começo, pois minha meta é viver até os cem anos.

Pegue seu marca-texto, pois aqui você encontrará dezenas de *insights* que podem transformar a sua vida!

Obrigado por estar aqui comigo. Espero que eu possa lhe proporcionar pensamentos bons e *insights* que impactem de modo positivo a sua vida. Vamos nessa!

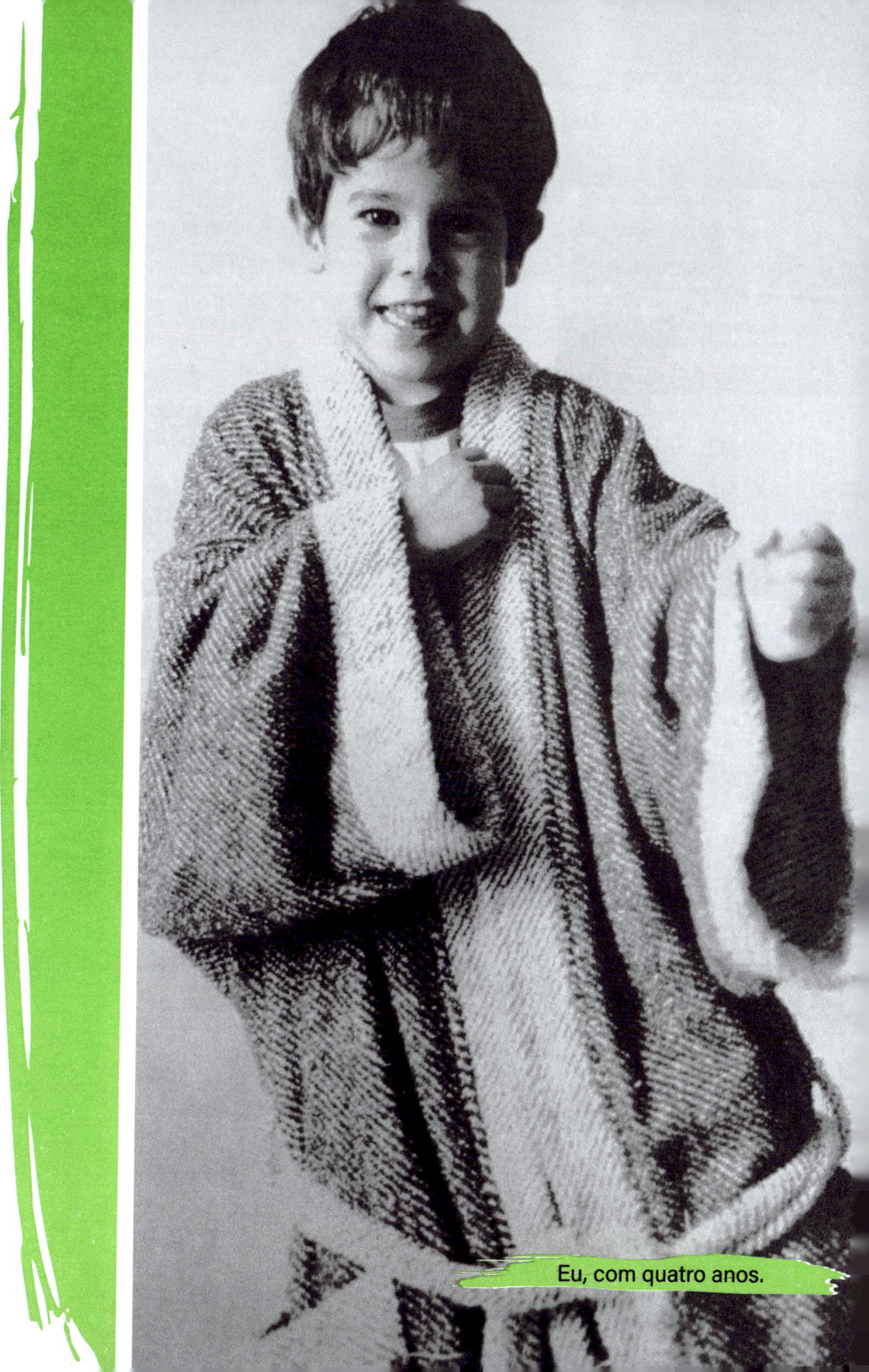

Eu, com quatro anos.

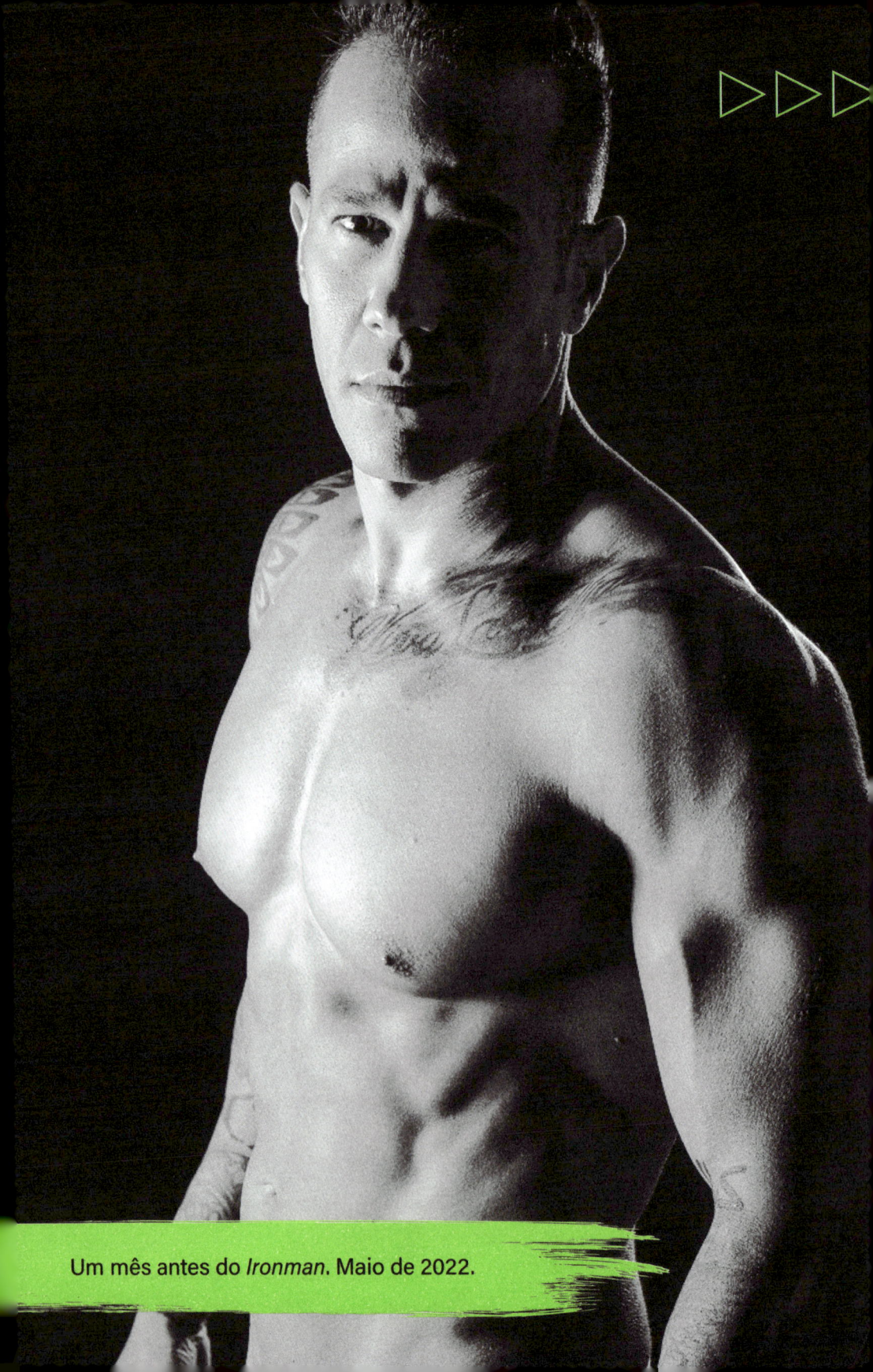
Um mês antes do *Ironman*. Maio de 2022.

Capítulo 1

O NASCIMENTO DO ATLETA AMADOR

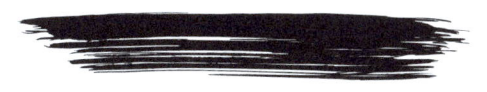

Tudo na vida é treino, você nunca perde. Você ganha ou aprende.

Em 23 de setembro de 1983, às 19h10 de uma sexta-feira, pesando 2.875 quilos e medindo 51 centímetros, nasce um brasiliense, típico libriano.

Segundo Maria de Fátima Almeida, minha mãe, vim ao mundo num dia tranquilo, após 39 semanas de gestão sem percalços, porém fruto de casamento já fragilizado e próximo do fim; e, realmente, três meses após o meu nascimento, ela estaria divorciada e com dois filhos para criar.

Mineiros, meus pais logo cedo foram para Brasília a fim de buscar um futuro melhor. Meu pai, Donizete, saiu de Ituiutaba, interior de Minas Gerais, para trabalhar em Rio Verde (GO), apenas com a roupa do corpo e muita vontade de subir na vida. Abandonou os estudos para vender sonhos feitos pela minha falecida vó Germana e ajudar nas despesas da família. Logo arrumou um emprego de "faz tudo" – limpando privada, servindo café, entregando materiais de bicicleta pela cidade etc. – numa empresa de produtos hospitalares. Com o crescimento da empresa, foi convidado pelo dono para trabalhar numa filial em Goiânia. O convite foi feito ao meu avô Jorge, pois meu pai ainda era menor de idade. Com seu ótimo crescimento, interno foi convidado para trabalhar em Brasília (DF), na empresa Tiradentes – produtos hospitalares, onde conheceu minha mãe. Era década de 1970.

Após alguns anos, meu pai se uniu a dois conhecidos. Juntos, eles abriram sua própria empresa e tiveram um grande sucesso em Brasília, sendo um dos pioneiros nos setores hospitalar e farmacêutico. Com isso, ele pôde proporcionar aos filhos uma infância e uma adolescência bastante confortáveis.

Minha mãe se mudou de Corinto (MG) para Brasília com a família toda de sete irmãos, logo no início da construção da cidade. As pessoas que iam de outra cidade para a construção de Brasília eram conhecidas como candangos. Filha de pais humildes, também teve de começar a trabalhar bem cedo para ajudar nas despesas da família. Por isso acho que, nessa questão de trabalho, eu nunca reclamei e sempre tive força de vontade e determinação junto aos meus pais.

Tenho orgulho em dizer e agradeço a Deus, pois sempre tive tudo do bom e do melhor, principalmente pelo esforço dos meus pais, que vieram do interior, abandonaram os estudos e conseguiram nos proporcionar uma vida confortável até a minha juventude.

Logo na infância, minha mãe me incentivava a praticar esportes, colocando-me em diversas modalidades, comprando materiais esportivos e permitindo que eu ficasse mais tempo praticando esportes do que estudando. Pela facilidade que eu tinha, sempre gostei de todos, mas me saía bem nos esportes coletivos.

Lembro-me de ter feito judô, natação, hipismo, karatê, capoeira, tênis, futebol de salão, futebol de campo, handebol, vôlei, entre outros, que pratiquei na faculdade de Educação Física.

Minha paixão mesmo era o futebol. Tinha muita habilidade nos dribles e muita força física. Logo, jogava de centroavante e comia a bola.

Sempre fiz escolinha de futebol na quadra do Octogonal 5, condomínio onde eu morava em Brasília. Como era um condomínio fechado, todos os amigos de infância também faziam e a diversão era garantida.

O vício pelo futebol era tanto que, um dia, minha mãe desceu para me buscar às 22h30 e eu estava dormindo na quadra de esportes, usando a bola de futebol como travesseiro.

Tinha todos os álbuns de figurinha dos campeonatos e Copas do Mundo. Falando em Copa do Mundo, sempre que acabavam os jogos, a diversão era descer para jogar futebol e usar os nomes dos jogadores; isso na década de 1990.

Com o passar dos anos, na adolescência, os treinos foram ficando mais intensos e sérios, pois comecei a treinar futebol de campo no Iate Clube de Brasília. Lá o ritmo era um pouco mais puxado, pois aconteciam algumas peneiras para clubes nacionais. Todavia não tinha muita certeza se eu queria jogar profissionalmente. Além de começar a querer ir para as festinhas, eu não tive muito incentivo do meu pai para continuar nos treinos. Pais, incentivem seus filhos seja em qual esporte for. Participem!

Lembro-me dos meus últimos treinos. Com aproximadamente 15 anos participei de uma peneira. Sempre via muitos pais na beira dos gramados, incentivando os filhos e colocando pressão nos técnicos e treinadores. Isso até dava certo, porque havia muitos jogadores que não tinham potencial para serem titulares, mas pelo fato de o pai estar presente ou até a influência do pai ser algum gestor do clube, eles eram convocados para jogar. Nessa peneira tive apenas uns quinze minutos para jogar e sem uma grande atuação, mas como tive um bom posicionamento em campo, fui chamado, com outro atacante, para conversar. Na ocasião, o outro jogador foi escolhido e conseguiu se profissionalizar, jogando no Goiás, Vitória (BA) e outros clubes nacionais.

Após essa última peneira, as festas, as viagens e a falta de incentivo foram tomando conta de mim e a prática dos esportes virou apenas um hobby e vontade de me exercitar. Por isso digo e repito: incentivem seus filhos o máximo possível nos esportes que eles escolherem, pois esse incentivo faz toda a diferença no futuro.

Com o fim dos treinos de futebol, comecei a praticar musculação aos 16 anos, incentivado por meu padrasto e amigos de infância. Ele já treinava musculação e era bem forte. Logo comecei a gostar da rotina de treinos e alimentação saudável. Íamos às 6h, e comecei a criar o hábito de acordar cedo e treinar logo pela manhã. Hábito que me acompanha há vinte e quatro anos.

Estudos revelam que o fator genético influencia no desenvolvimento dos atletas de alto rendimento e suas modalidades específicas. Mas acredito que o incentivo dos pais para a prática esportiva faz com que esse hábito seja desenvolvido desde a infância, criando, assim, um ser humano mais preparado para a vida, já que o esporte transforma e tem o potencial de expandir diversos pontos fundamentais necessários para o jogo da vida.

Crianças que praticam esportes tendem a espelhar na vida os aprendizados e as lições neles adquiridos. Lembro-me de inúmeras situações em que a afinidade com o esporte me fez encarar de forma mais positiva as adversidades da vida, desde um simples trabalho em grupo numa sala de aula até uma reunião de trabalho. Esporte de alto rendimento e competitivo, praticado na infância e na adolescência, modela o ser humano para enfrentar a vida com outros olhos, olhos de competidor, de vencedor!

Meu sonho sempre foi ser jogador de futebol. Eu ensaiava que estava dando entrevista, usava os uniformes e fazia trejeitos iguais aos dos jogadores. Sempre pedia de presente materiais esportivos e, quando raramente jogava videogame, os jogos eram de esportes. Fico feliz por ter chegado perto, por ter tido experiências de vestiários, preleção, treinos táticos, treinos técnicos e de ter sentido a atmosfera de jogos e viagens que os clubes e times proporcionavam, mas sei que ainda estava muito longe de realizar o sonho de chegar ao futebol profissional e conquistar uma carreira sólida, algo vivido apenas por uma porcentagem muito pequena de atletas.

Embora esse sonho não tenha sido concretizado, certamente não o forçarei nas escolhas do meu filho; mas incentivo não faltará. Toda criança deve ter esse tipo de experiência na vida, seja no futebol ou em qualquer outro esporte.

NOTA: pais, não deixem de incentivar seus filhos na prática esportiva. O futuro deles, com certeza, será outro!

TREINO 1

UM É MAIOR DO QUE ZERO.

▷▷▷▷▷▷▷▷▷▷▷

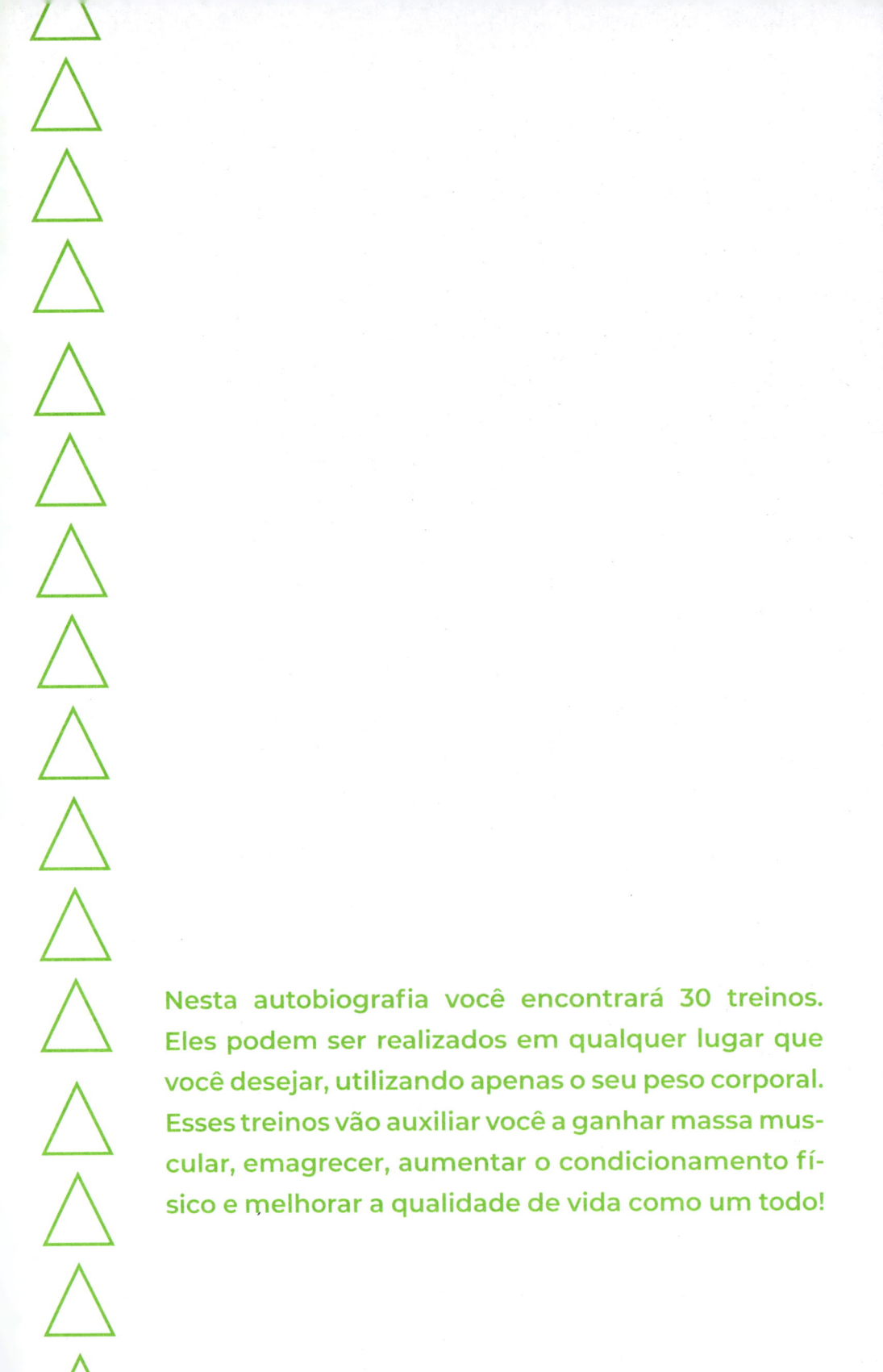

Nesta autobiografia você encontrará 30 treinos. Eles podem ser realizados em qualquer lugar que você desejar, utilizando apenas o seu peso corporal. Esses treinos vão auxiliar você a ganhar massa muscular, emagrecer, aumentar o condicionamento físico e melhorar a qualidade de vida como um todo!

DICAS IMPORTANTES:

- Faça avaliações físicas periodicamente e, se possível, um teste de esforço com seu cardiologista antes de iniciar os treinos.
- Respeite sua limitação e sua condição física.
- Responda este questionário (PAR-Q) e, caso você assinale alguma alternativa SIM, procure um médico antes de realizar os treinos.

1. Alguma vez foi mencionado que você possui algum problema cardíaco ou que só poderá fazer atividade física com recomendação médica?

( ) SIM   ( ) NÃO

2. Você sente dor ou desconforto no peito quando pratica atividade física?

( ) SIM   ( ) NÃO

3. Nos últimos meses você tem sentido dores ou desconforto no peito mesmo sem fazer atividade física?

( ) SIM   ( ) NÃO

4. Você perde o equilíbrio em virtude de tonturas ou alguma vez já ficou inconsciente?

( ) SIM   ( ) NÃO

5. Você tem problemas ósseos, articulares ou de coluna que pioram quando pratica atividade física?

( ) SIM   ( ) NÃO

6. Seu médico já prescreveu medicamentos para pressão arterial ou problemas cardíacos?

( ) SIM   ( ) NÃO

7. Você tem qualquer outra razão conhecida para não praticar atividade física?

( ) SIM   ( ) NÃO

Os treinos foram criados e elaborados por Marcus Almeida Calil - CREF: 5595 G-DF

TREINO INICIANTE

- Aqueça seu corpo por três minutos realizando o exercício da figura 1.
- Com a ajuda de um cronômetro, execute o exercício de acordo com a figura A por 30 segundos e descanse por 30 segundos. Em seguida, passe para o próximo exercício, figura B, e assim por diante.
- Seu treino deve ter a duração máxima de 15 minutos.
- Faça 5 exercícios, repetindo cada exercício apenas três vezes.

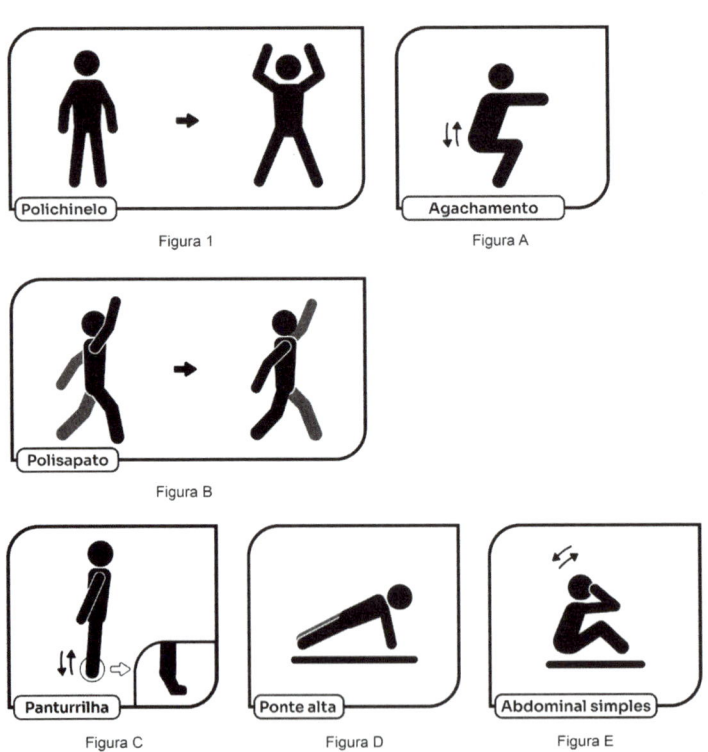

TREINO INTERMEDIÁRIO

- Aqueça seu corpo por três minutos realizando o exercício da figura 1.
- Com a ajuda de um cronômetro, execute o exercício de acordo com a figura A por 40 segundos e descanse por 20 segundos. Em seguida, passe para o próximo exercício, figura B, e assim por diante.
- Seu treino deve ter a duração máxima de 21 minutos.
- Faça 7 exercícios, repetindo cada exercício apenas três vezes.

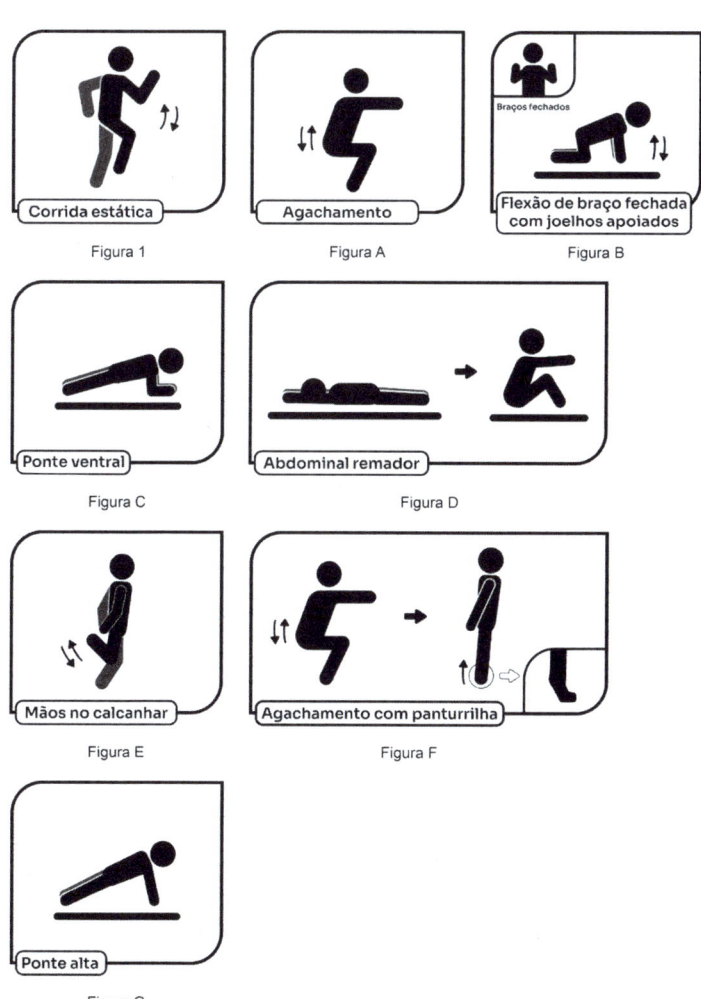

Figura 1 — Corrida estática
Figura A — Agachamento
Figura B — Flexão de braço fechada com joelhos apoiados
Figura C — Ponte ventral
Figura D — Abdominal remador
Figura E — Mãos no calcanhar
Figura F — Agachamento com panturrilha
Figura G — Ponte alta

TREINO AVANÇADO

- Aqueça seu corpo por três minutos realizando o exercício da figura 1.
- Com a ajuda de um cronômetro, execute o exercício de acordo com a figura A por 50 segundos e descanse por 10 segundos. Em seguida, passe para o próximo exercício, figura B, e assim por diante.
- Seu treino deve ter a duração máxima de 30 minutos.
- Faça 10 exercícios, repetindo cada exercício apenas três vezes.

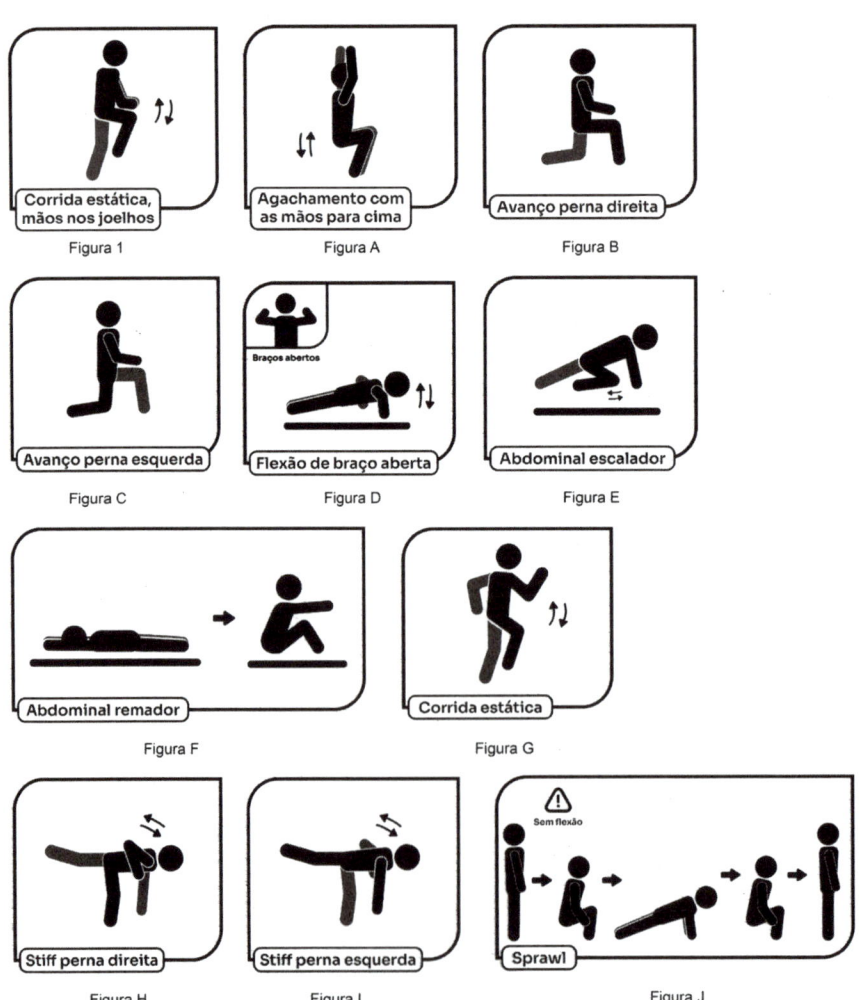

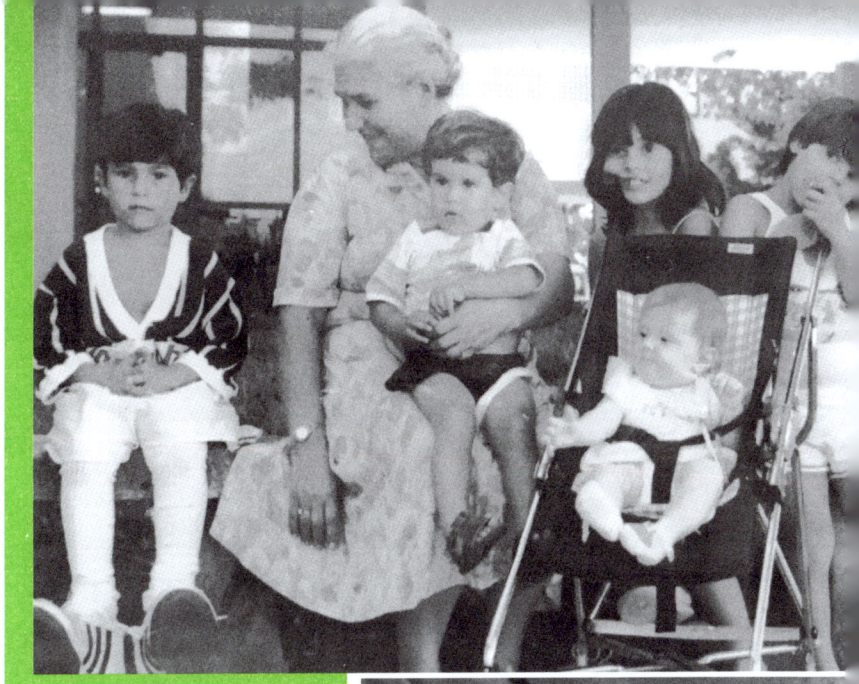

Eu, no colo da avó Germana, ao lado do meu irmão Marcelo e meus primos. Brasília, 1985.

Meu aniversário de dois anos, com minha mãe.

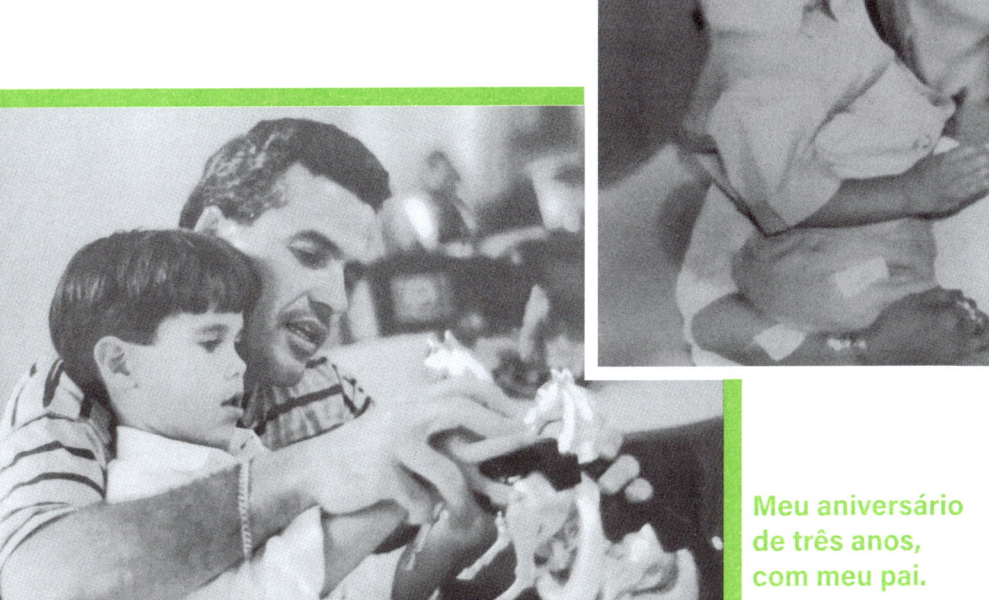

Meu aniversário de três anos, com meu pai.

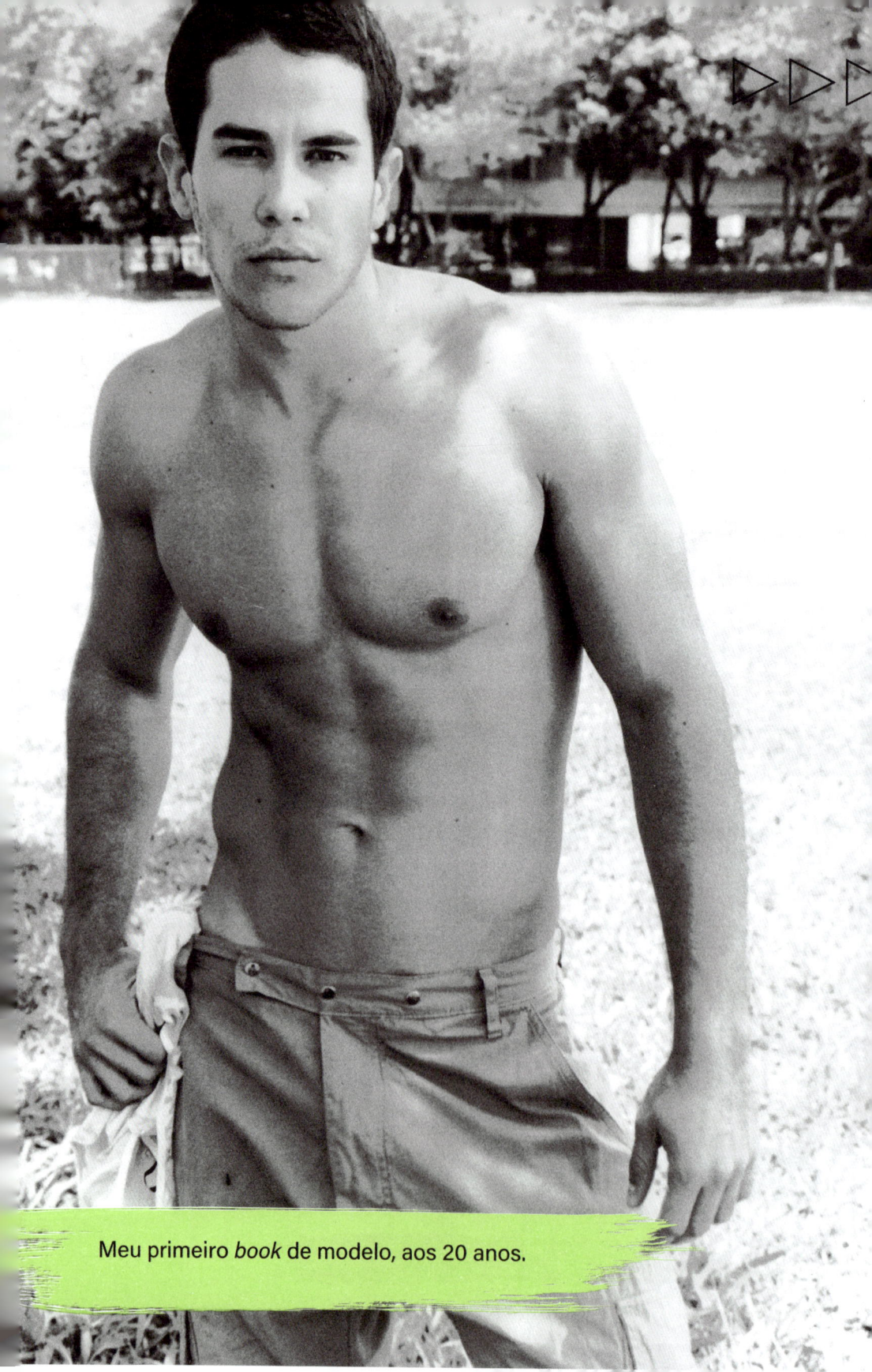

Meu primeiro *book* de modelo, aos 20 anos.

Capítulo 2

O MENINO MULTIESPORTIVO

Nenhum esforço será em vão.

Talento, você nasce com ele; habilidade, você pode criar de acordo com sua vontade e sua dedicação. Sempre fui talentoso nos esportes em geral, mas o que prevalecia e me fazia ser mais popular na escola era a habilidade multiesportiva. Na maioria das vezes era o primeiro a ser escolhido para os times. No recreio, ficava do início ao fim praticando algum esporte. Nos campeonatos, ganhava inúmeras medalhas dos diversos torneios e modalidades.

Sempre gostei de treinar, nunca reclamei de ir ao treino de futebol e não me lembro de minha mãe ter que me obrigar a ir treinar ou praticar algum esporte; ao contrário, era obrigado a voltar para casa, pois, se deixasse, eu passaria o dia todo na rua praticando esportes.

A vocação para o esporte me fez ser um ser humano bastante disciplinado e saudável. É difícil eu adoecer, reclamar ou deixar de praticar esportes. Essa questão deve ser orientada e incentivada desde a infância, com exemplos em casa, incentivo a esportes diversos, dando liberdade de escolha das modalidades.

Um caminho para você, pai ou mãe, incentivar seus filhos a praticar esportes é dar o exemplo, isto é, também adotando alguma prática esportiva. Isso é motivador. O exemplo arrasta!

Crianças são seres humanos abertos a novas experiências e sedentos por novos aprendizados. Quanto mais estímulos receberem, mais aprenderão e se desenvolverão. Não hesite em dar novos estímulos, variar os esportes e incentivar a busca por modalidades diversificadas. Às vezes, os talentos estão escondidos e são descobertos em momentos inesperados ou em novas experiências. O mundo dos esportes é uma fonte inesgotável de aprendizados, que nos acompanham em todas as fases da vida. Nele, desenvolvemos habilidades como resiliência, competitividade, persistência e foco, e lidamos com decepções, entre tantos outros aspectos que nos transformam em seres humanos mais preparados para os desafios do cotidiano.

Já é sabido que a prática esportiva traz diversos benefícios físicos, estéticos e mentais. Além de formar seres humanos mais resistentes e disciplinados, transforma vidas e, geralmente, conduz crianças e adolescentes para um mundo mais saudável.

Nos últimos anos, com o avanço da tecnologia e das redes sociais, aumentou o número de crianças, jovens e adultos sedentários e com sobrepeso. E isso, naturalmente, torna-se algo que ocasiona custos financeiros para o Estado e para a família. Pois, certamente, aumentará o uso de remédios, idas aos hospitais e gastos com tratamentos para tais doenças.

A causa já é sabida e o aparecimento de doenças correlacionadas ao sedentarismo – como obesidade, hipertensão, diabetes, cardiopatias, problemas ósseos e danos à saúde mental – só vem aumentando. Mesmo que a expectativa de vida tenha subido, em média, para 75 anos no Brasil, ainda vemos muitos casos de sedentarismo e obesidade infantil.

Haja vista que nossos filhos não têm o poder de escolhas alimentares e esportivas, cabe a nós, pais ou responsáveis, incentivar e direcionar esses bons hábitos na vida dos nossos futuros campeões.

Temos a faca e o queijo nas mãos, sabemos dos resultados positivos e negativos, tanto para nós quanto para nossos filhos. Então por que não assumirmos as responsabilidades e direcionarmos o barco, enquanto podemos? Faça sua escolha e saiba que isso afetará diretamente o futuro do seu filho!

NOTA: pratique atividades físicas, incentive desde cedo o seu filho a praticar, pois nosso corpo é nosso templo: viveremos nele até o fim de nossas vidas. Acerte na escolha para viver a sua da melhor maneira possível do início até o fim.

TREINO 2

OS NOVOS HÁBITOS DE AGORA SÃO O FUTURO QUE VOCÊ DESEJA.

▷▷▷▷▷▷▷▷▷▷▷▷

TREINO INICIANTE

- Aqueça seu corpo por três minutos realizando o exercício da figura 1.
- Com a ajuda de um cronômetro, execute o exercício de acordo com a figura A por 30 segundos e descanse por 30 segundos. Em seguida, passe para o próximo exercício, figura B, e assim por diante.
- Seu treino deve ter a duração máxima de 15 minutos.
- Faça 5 exercícios, repetindo cada exercício apenas três vezes.

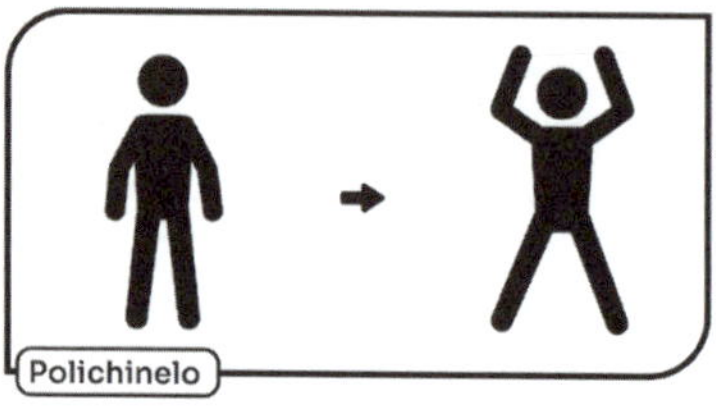

Figura 1 — Polichinelo

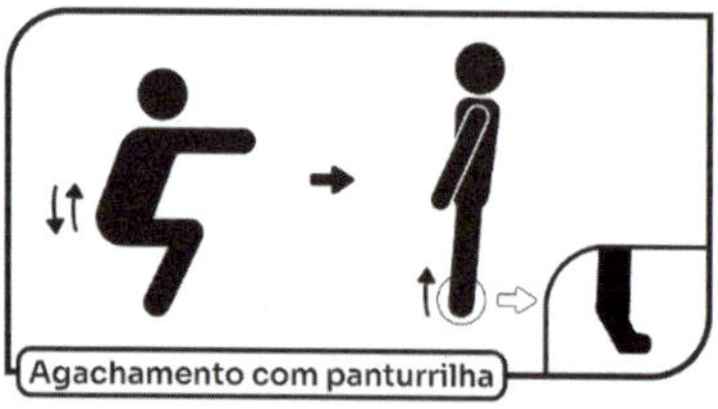

Figura A — Agachamento com panturrilha

Figura B — Polisapato

Figura C — Ponte alta

Figura D — Elevação de quadril

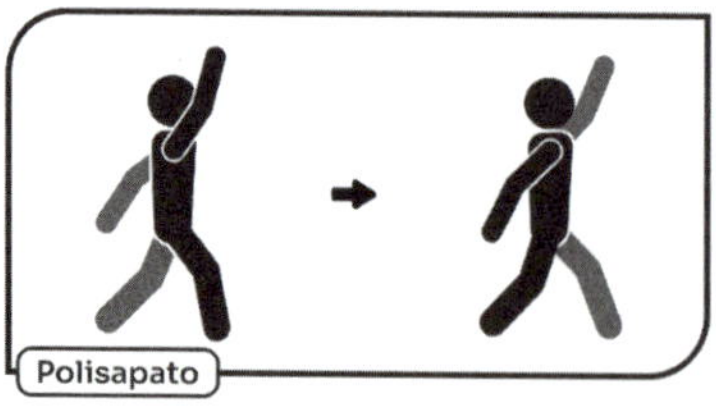

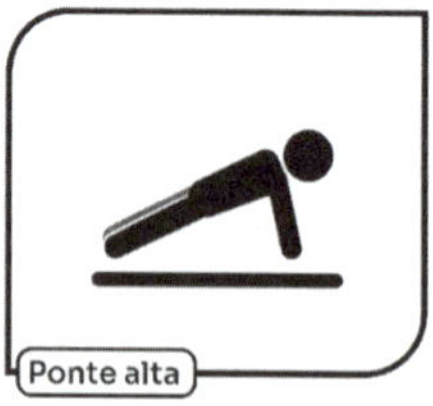

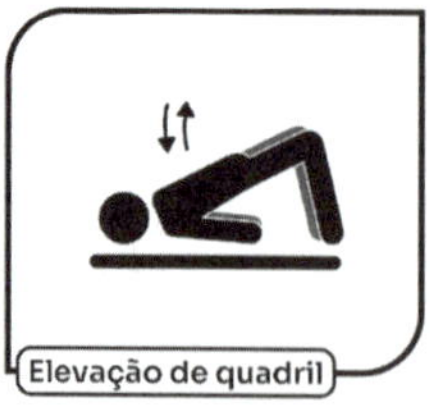

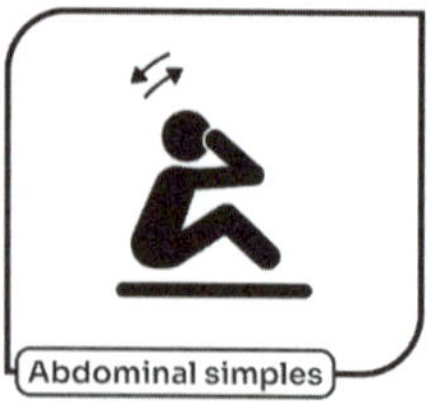

Figura E — Abdominal simples

TREINO INTERMEDIÁRIO

- Aqueça seu corpo por três minutos realizando o exercício da figura 1.
- Com a ajuda de um cronômetro, execute o exercício de acordo com a figura A por 40 segundos e descanse por 20 segundos. Em seguida, passe para o próximo exercício, figura B, e assim por diante.
- Seu treino deve ter a duração máxima de 21 minutos.
- Faça 7 exercícios, repetindo cada exercício apenas três vezes.

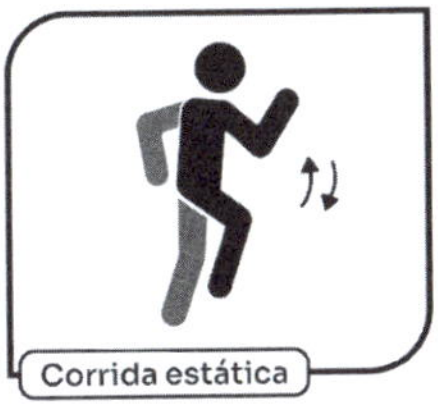

Figura 1 - Corrida estática

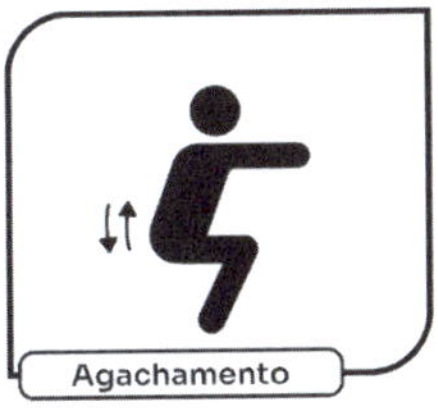

Figura A - Agachamento

Figura B - Flexão de braço aberta com joelhos apoiados (Braços abertos)

Figura C - Ponte ventral

Figura D - Abdominal, mão esquerda no joelho direito, mão direita no joelho esquerdo

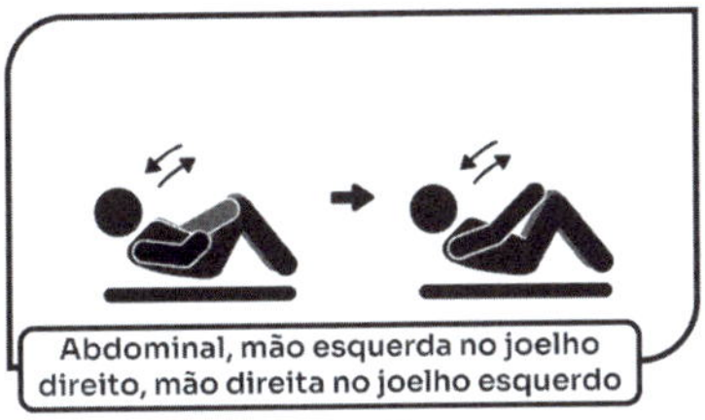

Figura E - Elevação de quadril

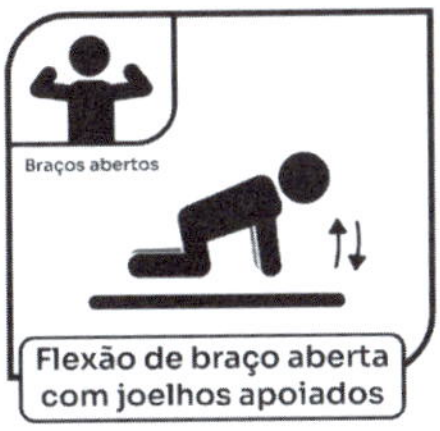

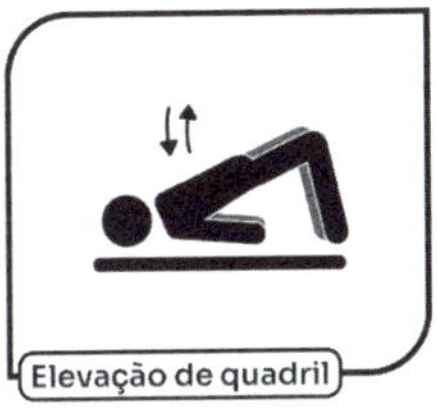

Figura F - Corrida estática

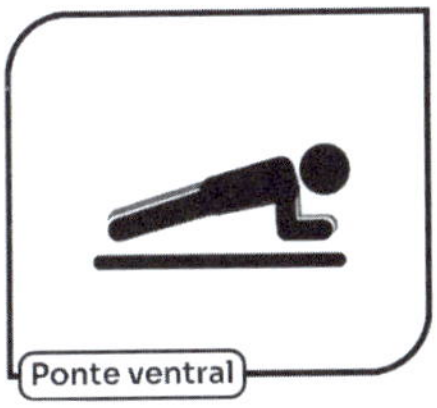

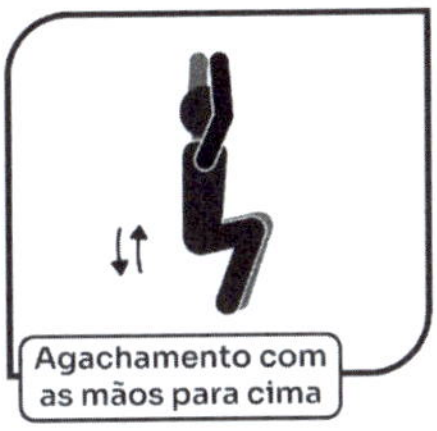

Figura G - Agachamento com as mãos para cima

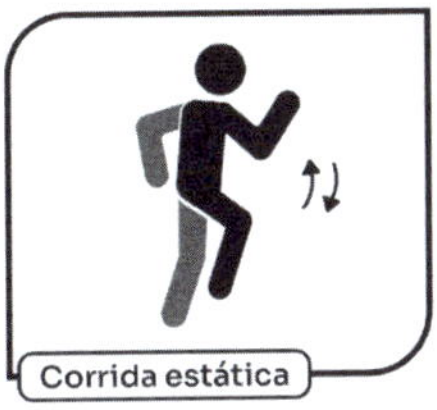

TREINO AVANÇADO

- Aqueça seu corpo por três minutos realizando o exercício da figura 1.
- Com a ajuda de um cronômetro, execute o exercício de acordo com a figura A por 50 segundos e descanse por 10 segundos. Em seguida, passe para o próximo exercício, figura B, e assim por diante.
- Seu treino deve ter a duração máxima de 30 minutos.
- Faça 10 exercícios, repetindo cada exercício apenas três vezes.

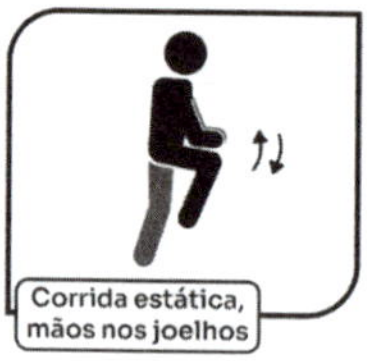

Corrida estática, mãos nos joelhos
Figura 1

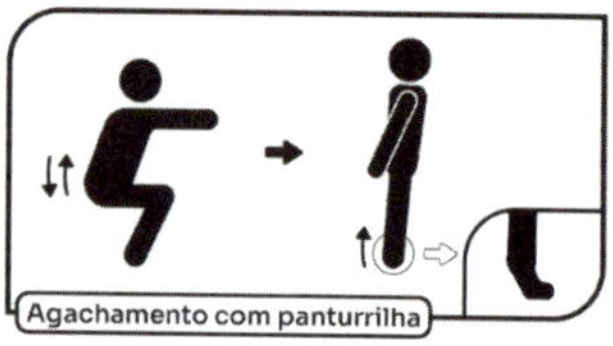

Agachamento com panturrilha
Figura A

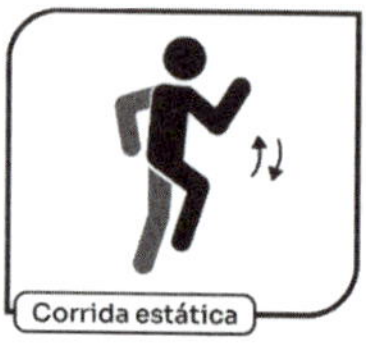

Corrida estática
Figura B

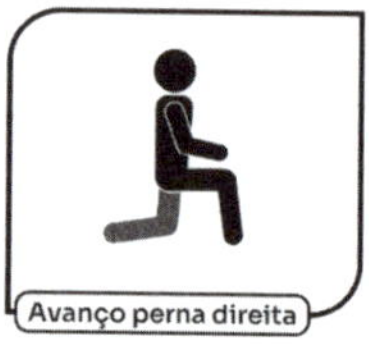

Avanço perna direita
Figura C

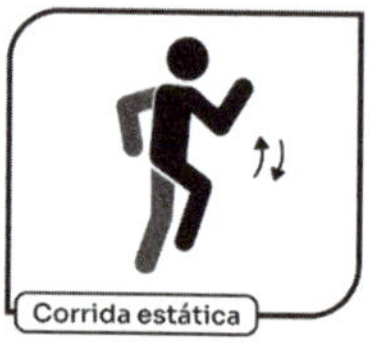

Corrida estática
Figura D

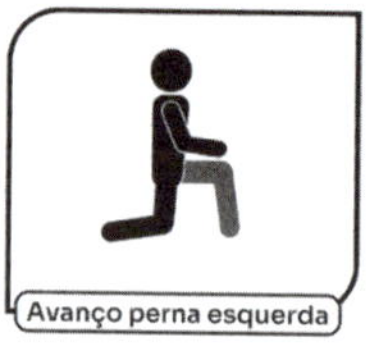

Avanço perna esquerda
Figura E

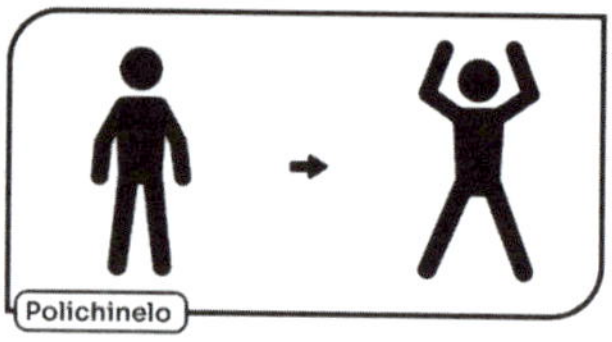

Polichinelo
Figura F

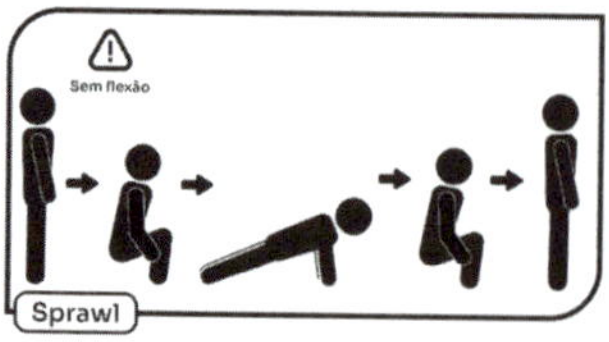

Sprawl (Sem flexão)
Figura G

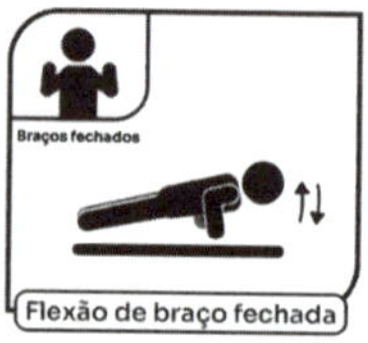

Flexão de braço fechada (Braços fechados)
Figura H

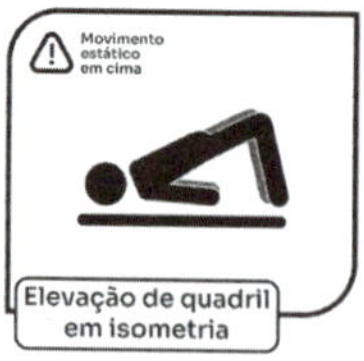

Elevação de quadril em isometria (Movimento estático em cima)
Figura I

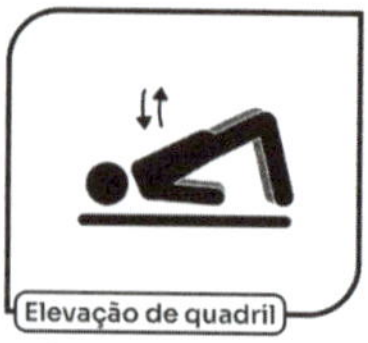

Elevação de quadril
Figura J

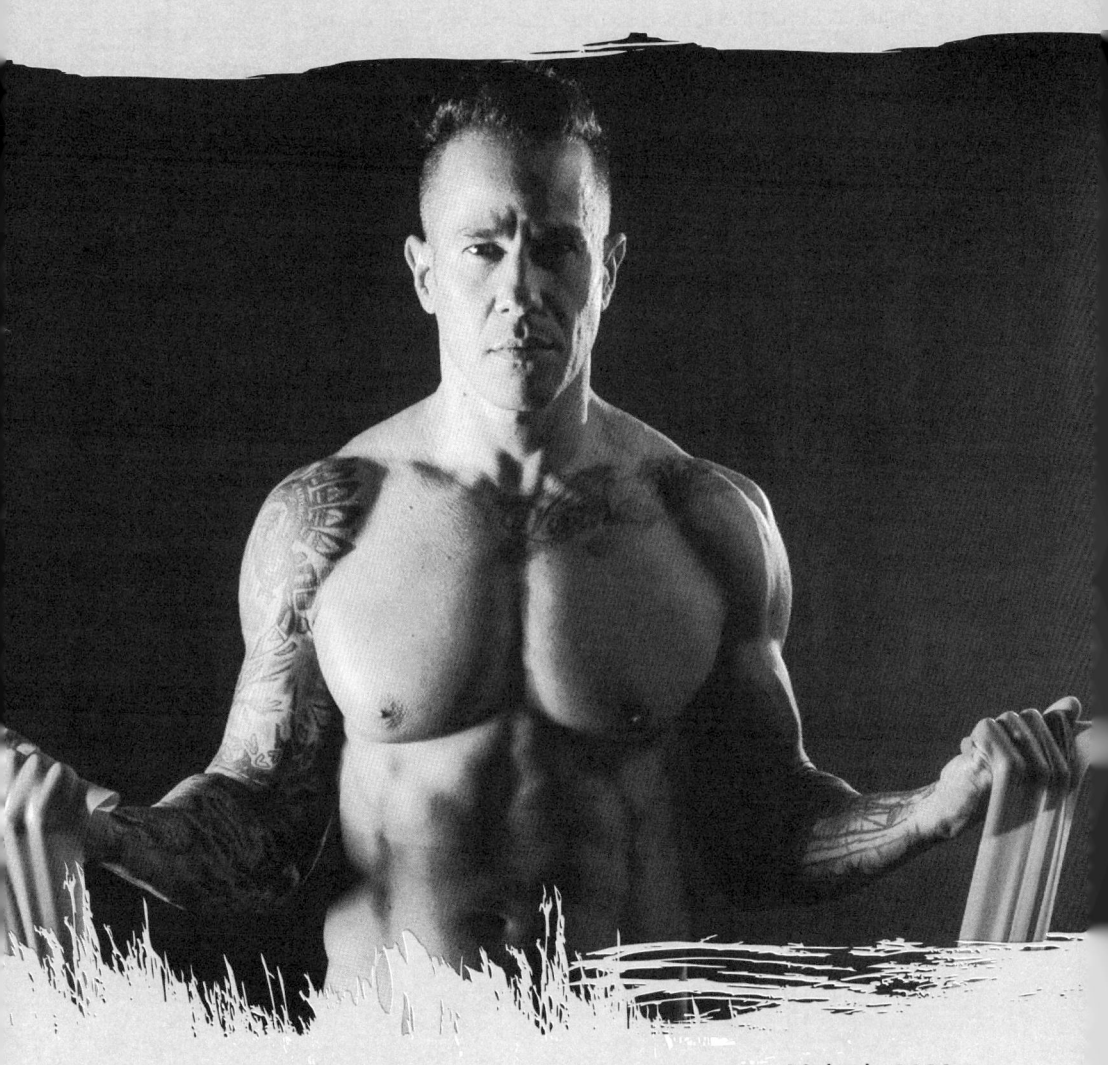

Maio de 2022.

▷ ▷ ▷ ▷ ▷ ▷ ▷ ▷ ▷ ▷

Na Octogonal 5, com amigos de infância, aos 17 anos.

Capítulo 3

AS MÁS ESCOLHAS

A única coisa que nos separa dos nossos objetivos é a capacidade de agir.

Nasci e cresci em Brasília, mais precisamente na Octogonal 5, um condomínio fechado de classe média, onde fiz amigos que trago comigo até os dias de hoje. Amizades de 39 anos. Esses amigos se tornaram irmãos e nossos filhos são amigos desde a infância. Tomara que eles tenham a experiência e a sorte de cultivar amizades de longas datas como eu tive e tenho até hoje.

Na minha adolescência, década de 1990, tínhamos muita liberdade para andar livremente por Brasília, pelos bairros próximos e dentro do meu condomínio, que era extensão do meu apartamento. Eu e meus amigos passávamos mais tempo na rua do que em casa.

Nessa época, a liberdade era tanta que as descobertas e momentos marcantes eram na rua. Inevitavelmente, a busca por novas experiências fez com que bebidas alcoólicas e algumas substâncias ilícitas nos fossem apresentadas precocemente.

Graças a Deus, nunca me faltou nada; pelo contrário, sempre tive tudo do bom e do melhor. Penso que a curiosidade, a necessidade de aprovação e a vontade de sentir-me adulto tenham sido alguns dos motivos pela busca de novas experiências.

Mas acho que fui muito precoce com relação à minha adolescência. Lembro-me de que íamos para meu apartamento e bebíamos uns licores da minha mãe escondido, e depois colocávamos água para ela não perceber (mãe, era só brincadeira... *risos*). Acho que eu tinha uns 12 anos na época.

A experiência sexual também foi muito precoce. Com 12 anos já brincava de dar uns beijinhos, e quanto mais novas experiências, mais podíamos contar vantagem para os amigos; inevitavelmente, perdi a virgindade com 14 anos.

E com uns 14 ou 15 anos, quando começamos a sair para algumas festas, o "cigarro de baile" (cigarro com sabor e aroma) era famoso, e foi inevitável experimentá-lo. Já tomava bebidas alcoólicas e sabia até mesmo dirigir automóvel. Fazíamos um rodízio: cada final de semana, um amigo pegava o carro da mãe escondido para aprendermos a dirigir e darmos umas voltas na região. Quanta maluquice!

Naquela época, os mais velhos eram os professores, e com a facilidade de sair de carro sem que fôssemos abordados pela polícia nós nos sentíamos imparáveis. Certamente, os mais velhos nos influenciaram.

Aos 15 anos fiz minha primeira tatuagem, com o aval da minha mãe, e minha primeira viagem sem meus pais. Dos sete amigos que foram, apenas dois eram maiores de idade.

Fomos participar do Carnaval em Porto Seguro, de ônibus. Só consegui ir porque todas as mães se conheciam. Naquela época, a violência era bem menor. Durante a viagem, inúmeras histórias aconteceram; momentos que ficarão guardados e lembrados para sempre.

Na década de 1990, as gangues e as brigas eram comuns em Brasília; diversas vezes briguei com gangues na saída da escola, de festas e nas quadras. Nos colégios, muitos grupos se formavam para pichar paradas de ônibus, muros de residências e qualquer lugar que fizesse sentir aquela adrenalina.

Passei por momentos bem complicados, muitas histórias malucas que dariam um filme; algumas marcantes, como ter que fugir da polícia de carro, ser pego e a minha mãe ter que ir à delegacia me liberar; brigar mano a mano na saída da escola; pular muro do colégio para ir beber e me divertir com os amigos; cavalaria da polícia militar dar cacetada na cabeça e por aí vai.

Tive uma adolescência bem agitada e aprendi muitas coisas na rua. Hoje, com 39 anos, vejo o risco que foi. Por sorte, nenhum dos amigos de infância morreu ou teve sequelas graves, pois o perigo era grande. Como a maioria dos adolescentes, nós nos achávamos os donos do mundo e super-heróis inquebráveis.

O uso de substâncias ilícitas não durou muito tempo, felizmente. Pelo fato de gostar muito de esportes, percebi que fazer uso delas não combinava comigo, até mesmo me atrapalhava no desempenho esportivo. Sem dificuldades nenhuma decidi parar.

Foi um período conturbado, pois é na fase da adolescência que muitos vão para o caminho errado, acabam fazendo coisas piores, como ir para o mundo do crime, do uso de outras drogas mais pesadas e do vício.

Vejo que foram experiências totalmente influenciadas pelo meio em que vivi e que me trouxeram muita sabedoria, *expertise* de rua para me virar e lidar com qualquer tipo de pessoa; momentos difíceis e de aprendizado.

É impossível criarmos nossos filhos em uma gaiola, privando-os de experiências que consideramos erradas. Compreendo a dificuldade de se criar um filho. Pensamos em dar tudo do bom e do melhor para que não lhes falte nada e eles não busquem nas ruas. Por outro lado, pensamos também em não dar tudo, para que eles não tenham uma vida muito fácil e, portanto, não deem valor ao que têm. A dificuldade é achar um meio-termo. Sem dúvida, educação, amor, troca de ideias e presença são pontos fundamentais no crescimento e na criação dos filhos.

Por ter passado por muitas experiências, terei *know-how* para dizer ao meu filho o início, o meio e o fim de diversos caminhos e escolhas que ele fizer. Não me gabo nem tenho vergonha de falar por tudo que passei. Todos os seres humanos passam por experiências, e essa foi a minha adolescência, que, felizmente, ficará na memória.

Evoluímos com a idade e ciclos são necessários para crescermos como seres humanos. Mas o mais importante é que esses ciclos tenham início, meio e fim. Somente assim amadurecemos.

Aos amigos/irmãos que tenho até os dias de hoje: amo vocês e obrigado pelos quarenta anos de amizade, que levarei para o resto da vida.

NOTA: nós, seres humanos, somos movidos por ciclos, que nos permitem evoluir e crescer atravessando diferentes estágios e fases ao longo de nossas vidas. O elemento fundamental é que esses ciclos tenham um começo, um meio e um fim.

TREINO 3

NÃO HÁ GLÓRIA SEM SACRIFÍCIO.

▷▷▷▷▷▷▷▷▷▷▷▷

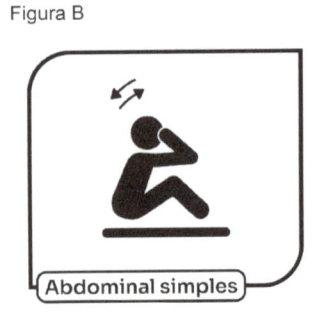

TREINO INICIANTE

- Aqueça seu corpo por três minutos realizando o exercício da figura 1.
- Com a ajuda de um cronômetro, execute o exercício de acordo com a figura A por 30 segundos e descanse por 30 segundos. Em seguida, passe para o próximo exercício, figura B, e assim por diante.
- Seu treino deve ter a duração máxima de 15 minutos.
- Faça 5 exercícios, repetindo cada exercício apenas três vezes.

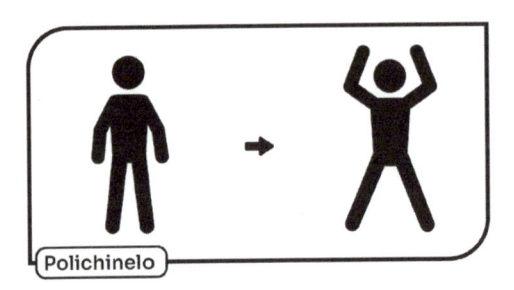

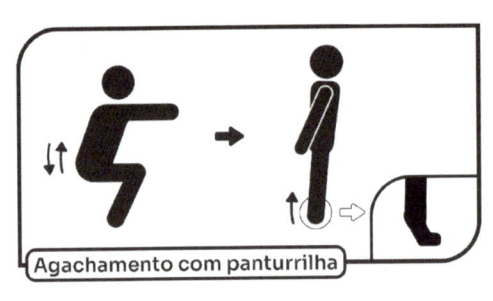

Polichinelo
Figura 1

Agachamento com panturrilha
Figura A

Corrida estática
Figura B

Ponte ventral
Figura C

Elevação de quadril em isometria
Movimento estático em cima
Figura D

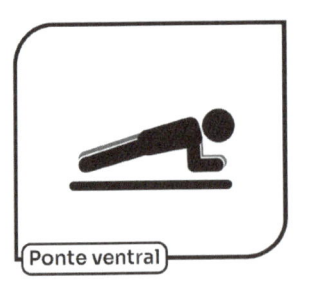

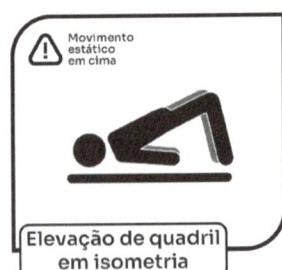

Abdominal simples
Figura E

TREINO INTERMEDIÁRIO

- Aqueça seu corpo por três minutos realizando o exercício da figura 1.
- Com a ajuda de um cronômetro, execute o exercício de acordo com a figura A por 40 segundos e descanse por 20 segundos. Em seguida, passe para o próximo exercício, figura B, e assim por diante.
- Seu treino deve ter a duração máxima de 21 minutos.
- Faça 7 exercícios, repetindo cada exercício apenas três vezes.

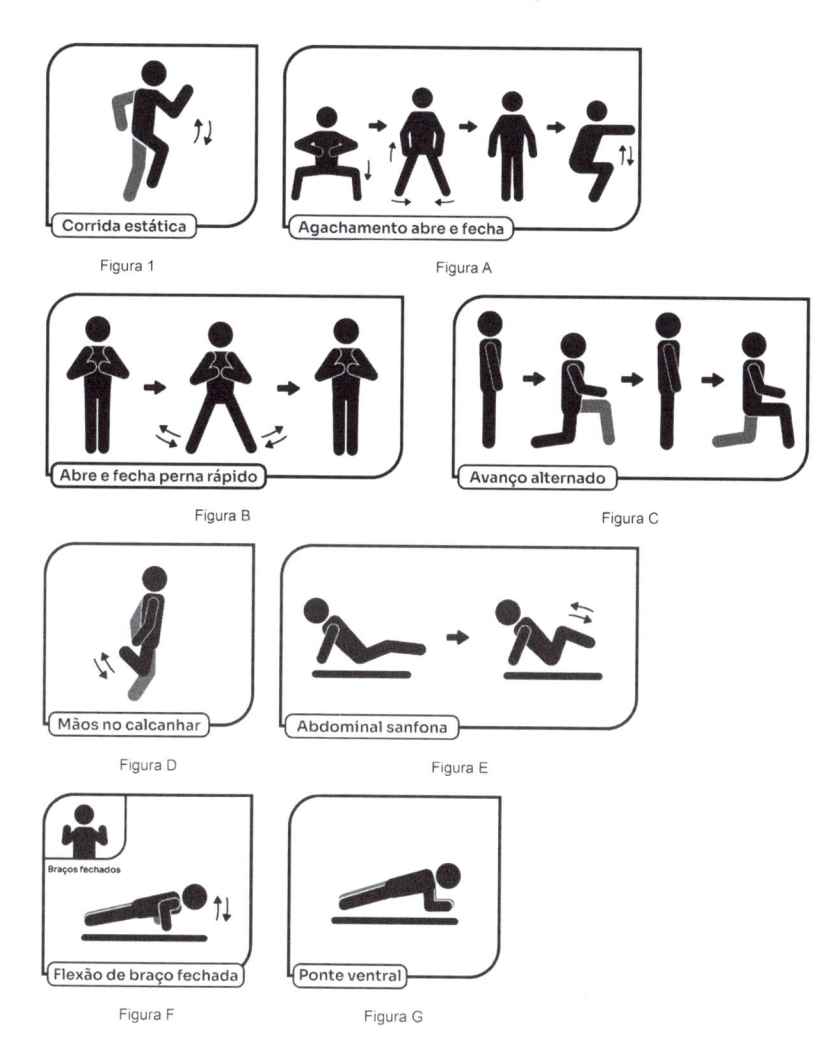

Corrida estática — Figura 1

Agachamento abre e fecha — Figura A

Abre e fecha perna rápido — Figura B

Avanço alternado — Figura C

Mãos no calcanhar — Figura D

Abdominal sanfona — Figura E

Flexão de braço fechada (Braços fechados) — Figura F

Ponte ventral — Figura G

TREINO AVANÇADO

- Aqueça seu corpo por três minutos realizando o exercício da figura 1.
- Com a ajuda de um cronômetro, execute o exercício de acordo com a figura A por 50 segundos e descanse por 10 segundos. Em seguida, passe para o próximo exercício, figura B, e assim por diante.
- Seu treino deve ter a duração máxima de 30 minutos.
- Faça 10 exercícios, repetindo cada exercício apenas três vezes.

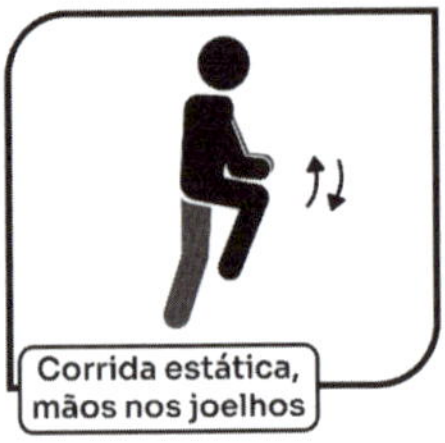

Corrida estática, mãos nos joelhos
Figura 1

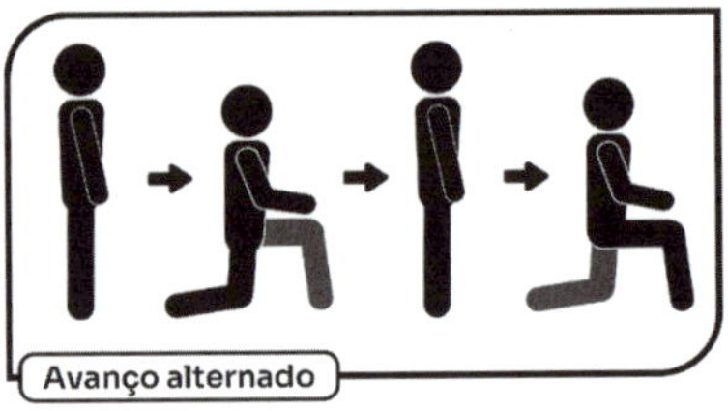

Avanço alternado
Figura A

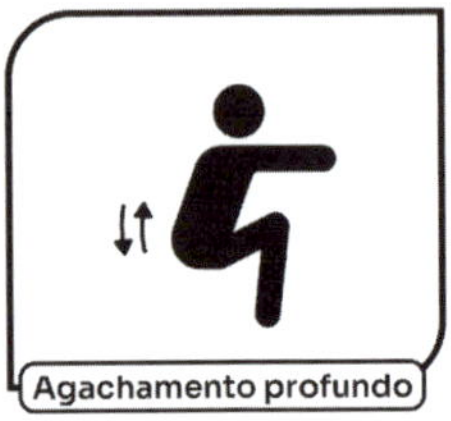

Agachamento profundo
Figura B

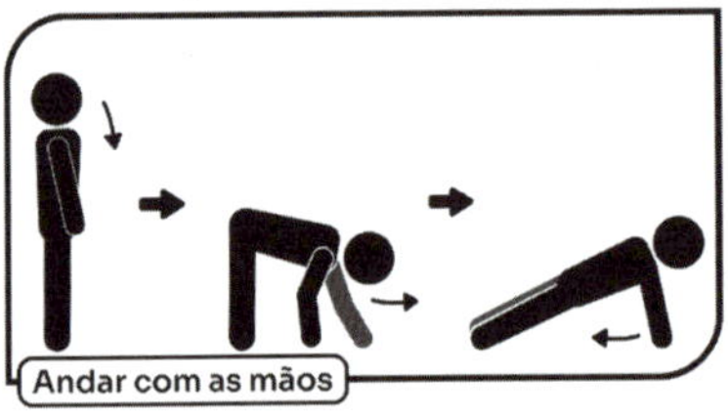

Andar com as mãos
Figura C

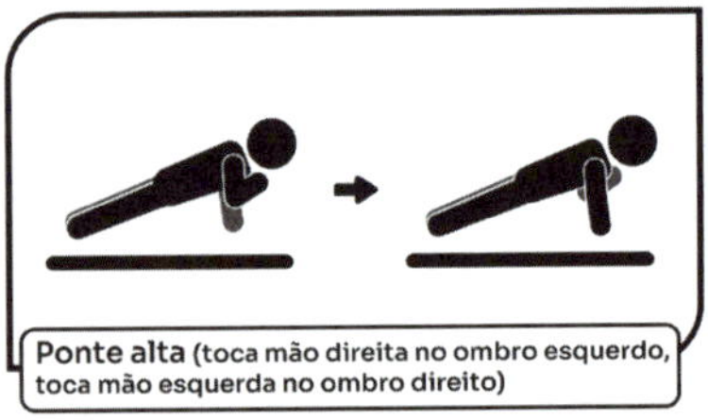

Ponte alta (toca mão direita no ombro esquerdo, toca mão esquerda no ombro direito)
Figura D

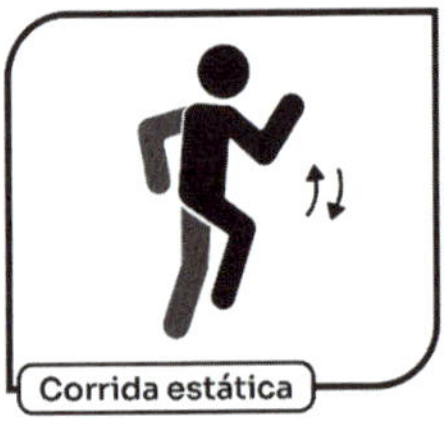

Corrida estática
Figura E

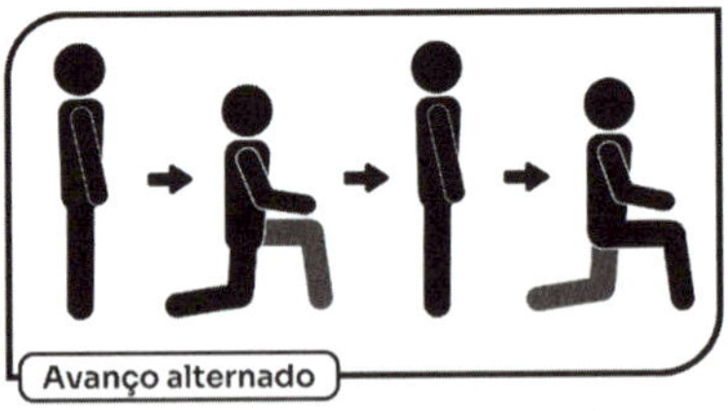

Avanço alternado
Figura F

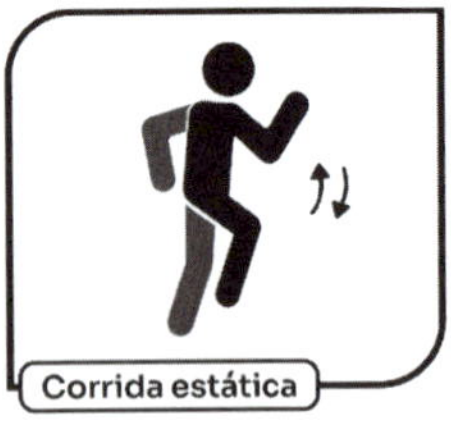

Corrida estática
Figura G

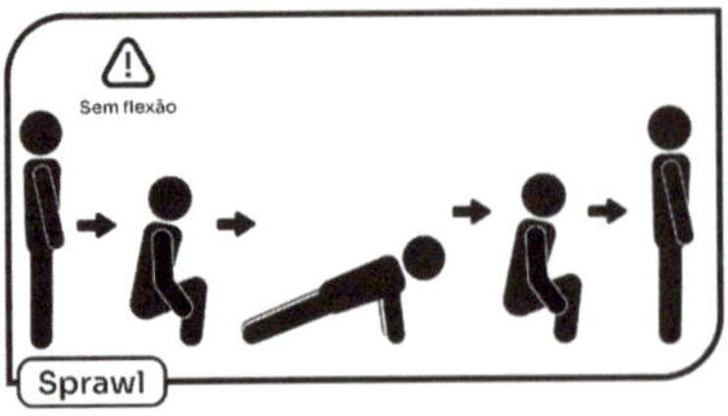

Sem flexão
Sprawl
Figura H

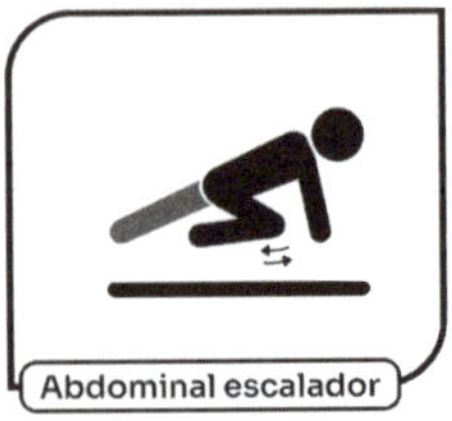

Abdominal escalador
Figura I

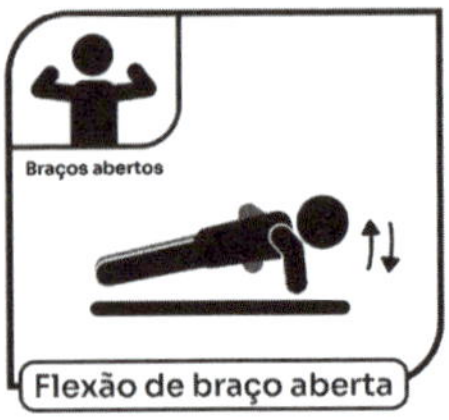

Braços abertos
Flexão de braço aberta
Figura J

Colação de grau. Dezembro de 2007.

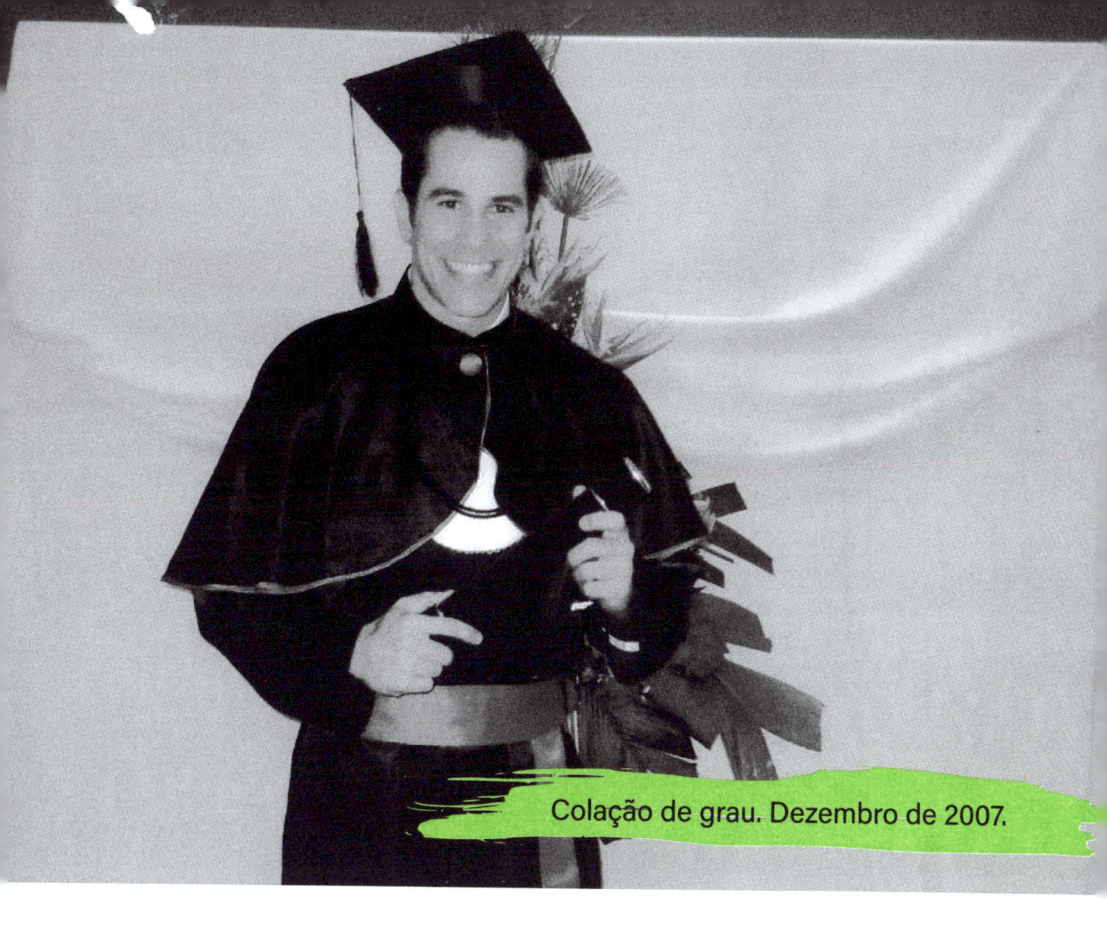

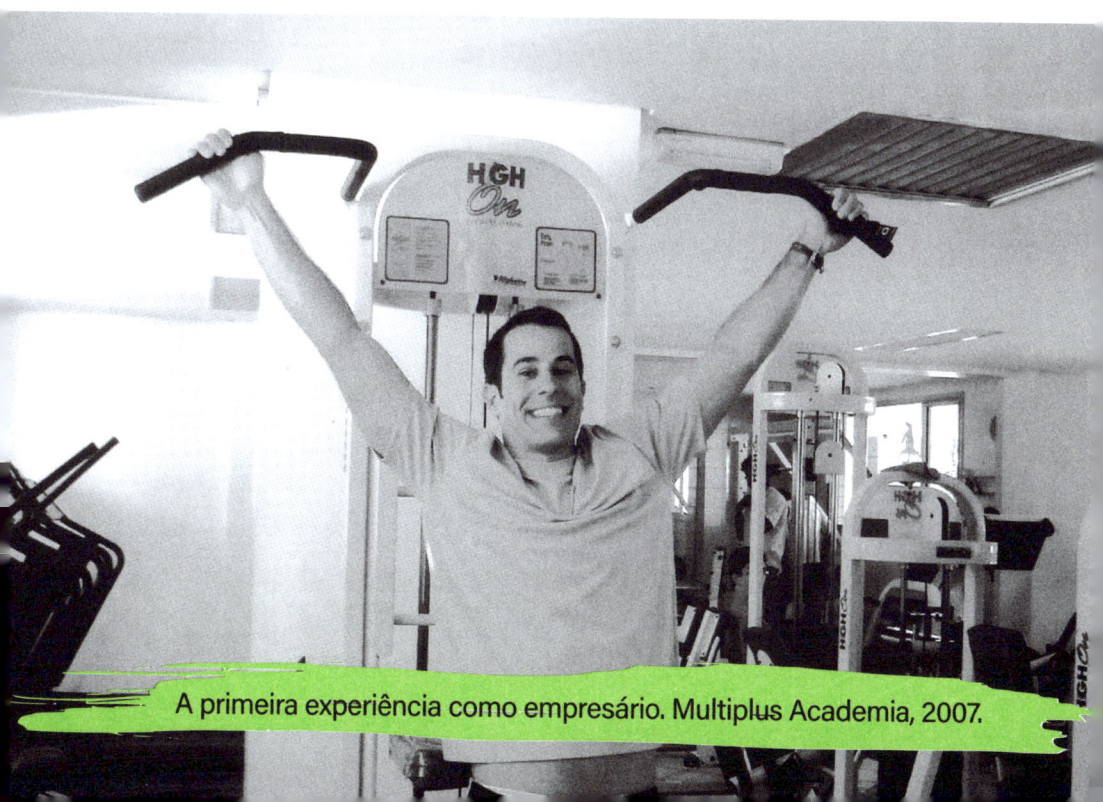

A primeira experiência como empresário. Multiplus Academia, 2007.

Capítulo 4

DE ADOLESCENTE ESPORTISTA A ESTAGIÁRIO- -EMPRESÁRIO

O segredo do sucesso é conquistar aquilo que o dinheiro não pode comprar.

Como mencionado anteriormente, sempre tive o espírito desportista; o sangue de atleta corria pelas veias. A facilidade com todos os esportes fazia com que meu pensamento fosse, 24 horas, movimentar-me, praticar esportes, ter uma rotina agitada e incansável.

Naturalmente, a escolha da faculdade de Educação Física foi automática. Sem sombra de dúvida, estaria fazendo algo em que eu seria feliz e realizado.

Com o passar do tempo, a transição da adolescência sem compromissos e responsabilidades veio com o início da juventude e a necessidade de me virar para começar a conquistar o que, de fato, eu achava que viria com o passado confortável que tive.

Quando completei 18 anos, vislumbrava o carro que ia ganhar, ficava até mesmo olhando os modelos e questionando qual combinava mais comigo. A maioria dos colegas de quadra já teria o seu carro assim que tirasse a carteira de motorista. Muitos fizeram intercâmbio e não precisaram trabalhar muito cedo. Inevitavelmente, eu estava no mesmo embalo dos amigos, porém a minha realidade foi mudando e me deparei com a falência das empresas do meu pai. Minha mãe estava em um novo casamento, que foi bem desgastante financeiramente, no qual, infelizmente, ela perdeu quase tudo o que meu pai deixou para ela e para nós, eu e meu irmão.

Jamais apontarei os erros e as escolhas dos meus pais e de forma alguma culparei alguém pelos acontecimentos, pois nunca nada me faltou. E quem sou eu para acusar ou culpá-los?

A dura nova realidade me fez crescer e amadurecer muito. Foi difícil e doeu, mas eu aprendi que tinha que andar com minhas próprias pernas e não podia ficar de braços cruzados, esperando as coisas caírem do céu. Foi um momento marcante quando passei na Universidade Paulista (UNIP), de Brasília. Não tinha condições para pagar a primeira mensalidade. Minha mãe tinha uma conhecida que trabalhava na faculdade e lhe pediu um desconto para que eu pudesse arcar com o custo. Meu pai já não estava nos meus planos de segurança financeira e foi aí que eu tive que colocar a "mão na massa" realmente.

Sempre fui muito comunicativo e gostava de interagir com pessoas, não com máquinas. Após completar 18 anos, fui atrás de um emprego para pagar a minha faculdade, ajudar a minha mãe e poder ter as minhas próprias coisas. Com a facilidade de comunicação e um perfil extrovertido, não foi difícil conseguir o meu primeiro emprego.

Distribui alguns currículos nas lojas dos shoppings de Brasília no final do ano e procurei algum emprego temporário, já que, nessa época, as oportunidades são mais favoráveis.

Em dezembro de 2002, próximo ao Natal, consegui meu primeiro emprego temporário numa loja de tênis. Trabalharia por um período de doze dias consecutivos, das 9 às 22 horas. A primeira experiência já mostrava a dura realidade da vida, mas eu, muito feliz, abracei com unhas e dentes as oportunidades, o aprendizado e a experiência com o público.

Metas alcançadas, muitas vendas e histórias. Após os doze dias corridos e exaustivos, enfim, o meu primeiro salário. Adivinhe o que fiz com o dinheiro? Lembro-me desse dia até hoje...

Recebi uma ligação do meu pai na hora em que estava sacando o dinheiro, creio que não deu nem R$ 1 mil na época. Meu pai me disse que estava precisando de uma grana emprestada e me perguntou se eu não tinha algum dinheiro para emprestar para ele.

Não hesitei e, na hora, dei todo o meu primeiro salário para ele. Foi uma mistura de sentimentos, pois há alguns anos tínhamos tudo que quiséssemos, viajávamos duas vezes ao ano para Fortaleza, onde ele tinha flat, fazenda, carro importado do ano, empresas, as melhores comidas os melhores brinquedos. Anos depois eu estava ali, dando todo meu primeiro salário para o meu pai. Mas eu não pensei duas vezes. Nunca me faltou nada e eu não deixaria meu pai na mão! Com certeza eu me orgulho dessa atitude e, provavelmente, ele também.

Após esse período fiquei alguns meses fazendo cursinho pré-vestibular. Como havia gostado do trabalho, resolvi continuar trabalhando em lojas nos shoppings de Brasília, porém agora com uma certa experiência e carteira assinada!

Ainda não possuía carro e andava bastante de ônibus, com uma mala cheia de roupas para cima e para baixo. Que experiência boa ver e conviver com tanta gente humilde, que sai de casa cedo e volta tarde; e, ainda assim, as risadas nos ônibus eram constantes. Por isso digo e repito: quando se tem a mente de um esportista, você lapida e consegue enfrentar todas as adversidades da vida, e algo de que me lembro até hoje é a felicidade do povo simples, que, mesmo com suas dificuldades, ainda consegue sorrir!

Começando a faculdade em 2003, precisava ajudar em casa. Então fazia jornada dupla: a faculdade pela manhã e o trabalho em loja no período da tarde e da noite. Trabalhei em diversas lojas de Brasília, como By Tennis, Centauro, Redley, Atitude Multimarcas e, por fim, Hugo Boss.

Depois de um ano de faculdade consegui um estágio numa academia de bairro. Foi aí que tive de deixar de trabalhar em loja para, enfim, começar minha experiência e minha jornada como educador físico.

O ano era 2004, e logo me destaquei como estagiário. Diversas vezes, os alunos me perguntavam se eu já era professor, pois a excelência no atendimento fazia parte de mim, e trabalhando com o que eu amava ficava ainda mais fácil.

A jornada só foi aumentando com o passar dos anos. Lembro-me de um período em que eu trabalhava e dava aula em cinco academias; parecia um canguru pulando de academia em academia. Graças a Deus, meu pai teve uma oportunidade de me dar um carro. E valeu muito a pena a experiência e o aprendizado adquirido em todos os lugares pelos quais passei.

Passou longe de dizer que foi tranquilo, pois a jornada era insana. Antes mesmo de entrar na faculdade já havia dado duas aulas, das 6 às 8 horas. Ainda arrumava tempo para treinar no período do almoço, estagiar das 14 às 18 horas, ganhando R$ 6 a hora-aula, e mais algumas aulas em outras academias, das 18 às 21 horas. Mas o sangue de esportista e o amor pela profissão não deixavam a peteca cair!

Com essa vontade de crescer e já sabendo o que queria realmente ser quando me formasse, as conversas com alunos eram sempre para buscar algo maior na minha área, pois, infelizmente, não éramos tão bem remunerados como professores de musculação. Durante uma conversa com alguns colegas surgiu a oportunidade de ser sócio de uma academia de bairro. Ela estava à venda, incluindo todo o equipamento, e já contava com setenta alunos matriculados.

O sangue de empreendedor e comerciante dos meus pais correm pelas minhas veias e, na hora, aceitei a proposta. Logo vi que a única forma de levantar o dinheiro da minha parte era vender um Golzinho bola que, anos antes, o meu pai tinha dado, um para mim e um para meu irmão. Não pensei duas vezes e vendi o carro para dar os R$ 15 mil referentes à minha parte. Passei um bom período novamente de carona, de ônibus e andando com o carro de uma ex-namorada.

Era um negócio de R$ 90 mil, em que tínhamos que dar R$ 45 mil de entrada e parcelar o restante. Juntamos três colegas educadores físicos e embarcamos nessa experiência. O ano era 2007 e eu ainda nem tinha me formado!

Lembro-me de que, certa vez, um colega de classe foi deixar um currículo na minha academia e perguntou quem era o dono. Logo comecei a rir e disse que eu era o dono e que estava contratando. Mas ele sabia que não seria contratado, pois não era um bom aluno em sala e seu comportamento refletia isso, ou seja, não o ajudaria na contratação. Por isso eu vivo dizendo que o mundo dá voltas e devemos sempre manter a compostura, pois ninguém sabe o dia de amanhã.

Uma coisa eu não posso negar: eu nunca fui bom aluno no colégio, "colava" para passar de ano, não gostava de estudar, mas, na faculdade, resolvi ser o melhor e me esforçar para logo me destacar e aprender o máximo da profissão que eu havia escolhido. Sempre ouvia dos amigos de faculdade e professores que eu era dedicado e inteligente. Resolvi tirar o atraso de mau aluno. E como estava estudando o que gostava, ficou mais fácil me destacar!

Lia livros a mais que não faziam parte do material de estudos, fazia cursos que não eram requisitados, passava de ano com facilidade e me sentava nas primeiras cadeiras na sala de aula – bem diferente do meu comportamento no passado.

No final de 2007, eu me formei e era dono de uma academia na qual, em três anos, colocaríamos 230 alunos a mais. Eu ainda trabalhava em uma das maiores redes de academias de Brasília para aumentar a renda. Fazia meio que uma jornada tripla.

Em 2010, eu já havia me casado e vendido minha parte na sociedade, pois em longo prazo não via mais possibilidades de crescimento. Então resolvi vender a minha cota por R$ 60 mil e, assim, continuar a dar aulas coletivas e a trabalhar como *personal trainer* nas maiores e melhores academias de Brasília.

Como sempre me destaquei como profissional, as propostas eram sempre bem-vindas. Nessa conjuntura, eu já estava sendo muito bem remunerado, principalmente com os treinamentos personalizados.

Entre 2007 e 2022, sempre busquei dar o meu melhor, dar além, oferecer o melhor serviço, estar diariamente com o sorriso no rosto, mudar a qualidade de vida dos milhares de alunos que passaram por mim, atender independentemente de quem fosse o aluno, ouvir, entender, errar, acertar, entregar mais do que esperavam, tanto com os meus alunos como com os meus chefes.

E digo, com toda a certeza, que a missão foi cumprida com sucesso!

NOTA: tenha em mente o que você quer e saiba exatamente o que você não quer!

TREINO 4

NO QUE DEPENDER DE VOCÊ, ESTÁ FÁCIL!

▷▷▷▷▷▷▷▷▷▷▷▷

TREINO INICIANTE

- Aqueça seu corpo por três minutos realizando o exercício da figura 1.
- Com a ajuda de um cronômetro, execute o exercício de acordo com a figura A por 30 segundos e descanse por 30 segundos. Em seguida, passe para o próximo exercício, figura B, e assim por diante.
- Seu treino deve ter a duração máxima de 18 minutos.
- Faça 6 exercícios, repetindo cada exercício apenas três vezes.

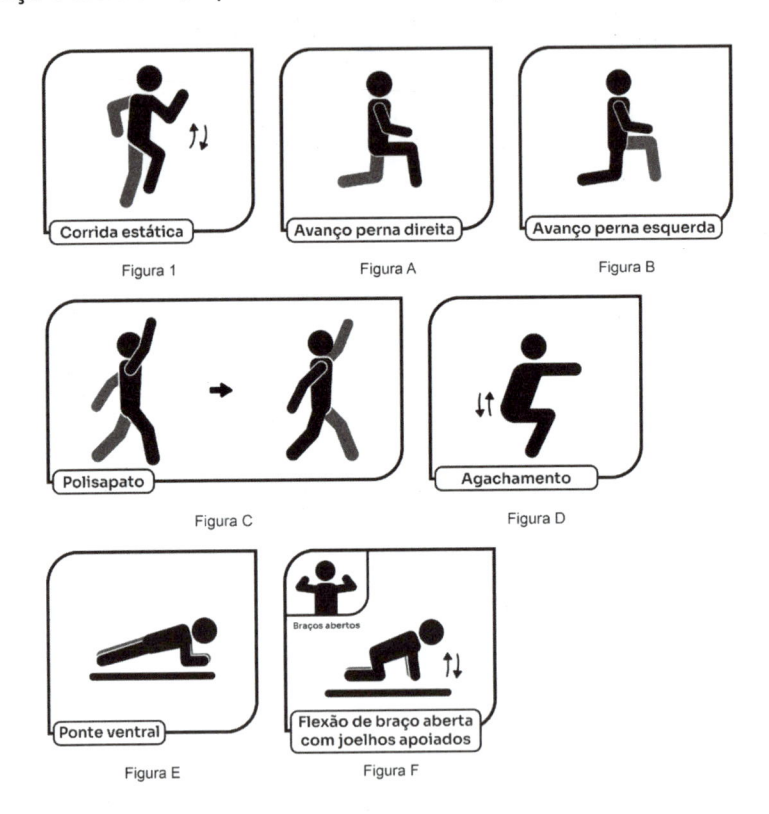

Corrida estática — Figura 1

Avanço perna direita — Figura A

Avanço perna esquerda — Figura B

Polisapato — Figura C

Agachamento — Figura D

Ponte ventral — Figura E

Flexão de braço aberta com joelhos apoiados — Figura F

TREINO INTERMEDIÁRIO

- Aqueça seu corpo por três minutos realizando o exercício da figura 1.
- Com a ajuda de um cronômetro, execute o exercício de acordo com a figura A por 40 segundos e descanse por 20 segundos. Em seguida, passe para o próximo exercício, figura B, e assim por diante.
- Seu treino deve ter a duração máxima de 24 minutos.
- Faça 8 exercícios, repetindo cada exercício apenas três vezes.

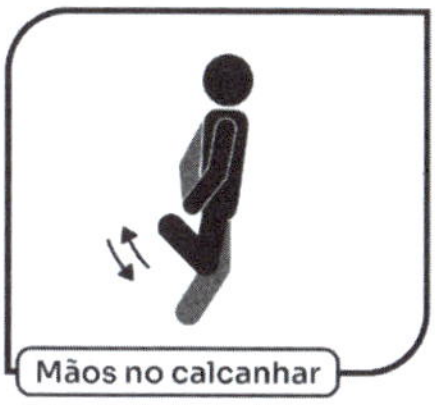

Figura 1 — Mãos no calcanhar
Figura A — Agachamento com panturrilha
Figura B — Sprawl (Sem flexão)
Figura C — Avanço perna direita
Figura D — Mãos no calcanhar
Figura E — Avanço perna esquerda
Figura F — Mãos no calcanhar
Figura G — Ponte alta (toca mão direita no ombro esquerdo, toca mão esquerda no ombro direito)
Figura H — Stiff alternado

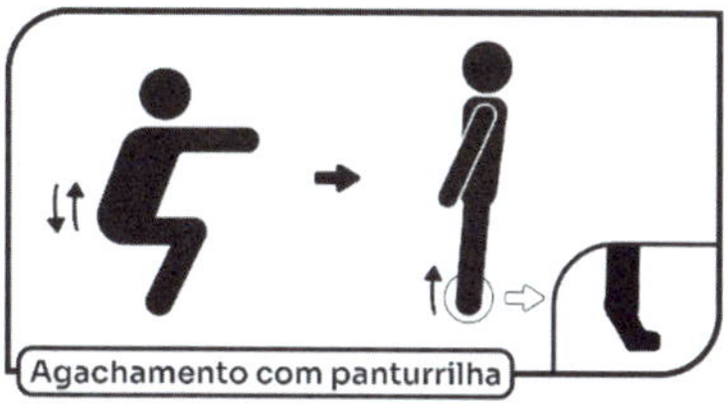

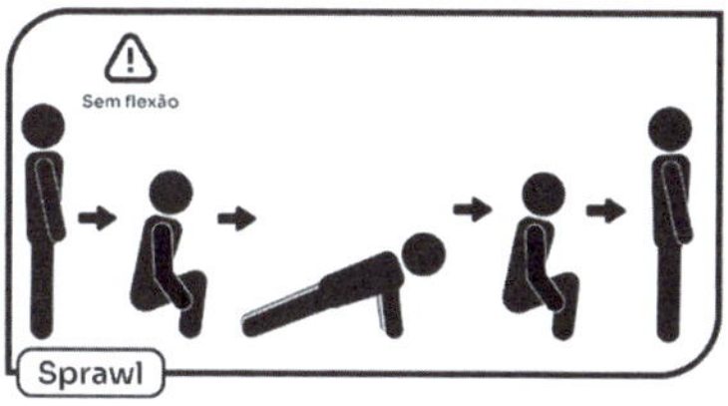

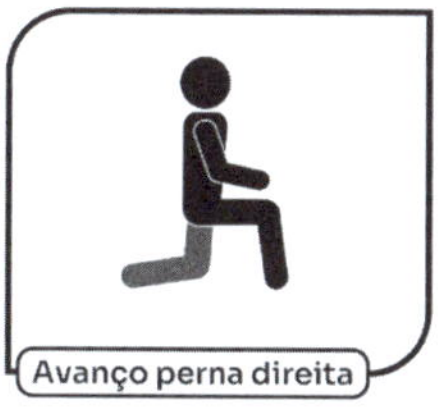

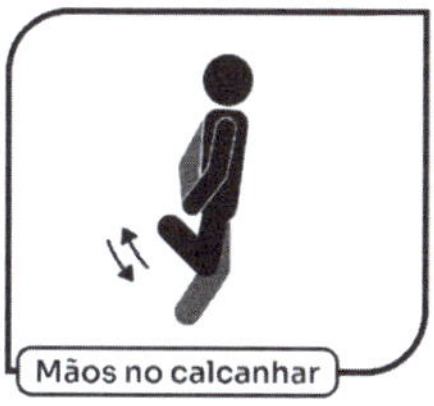

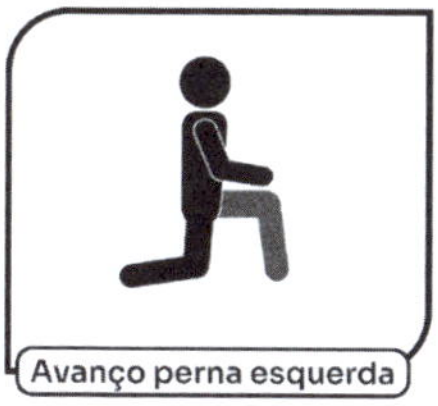

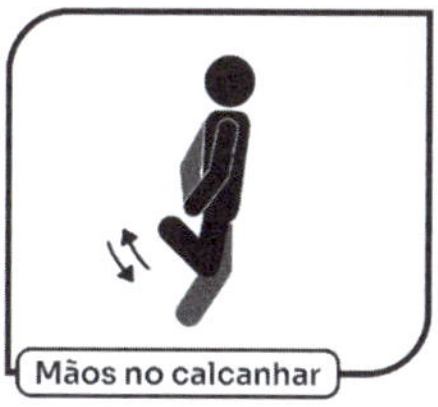

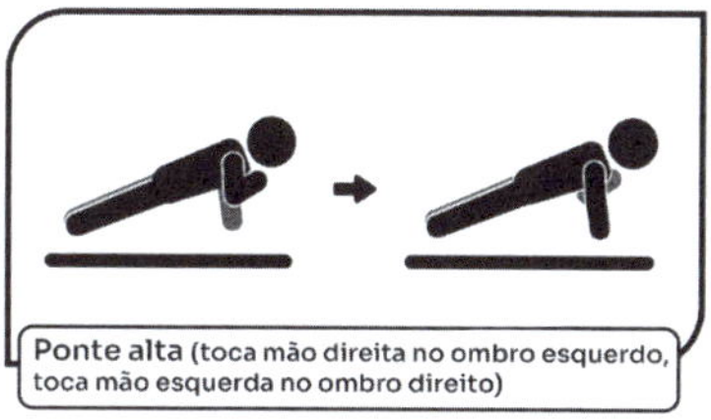

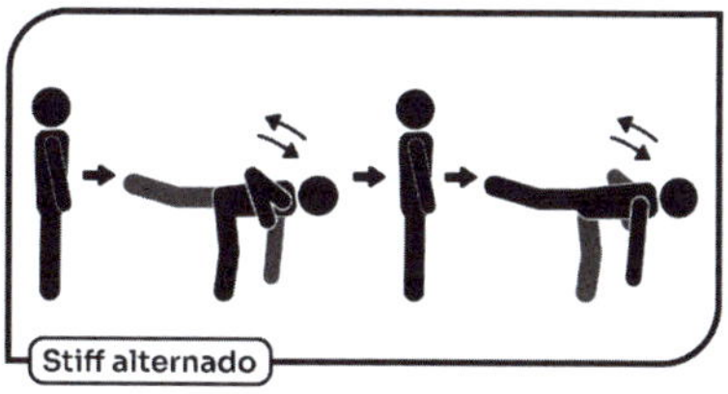

TREINO AVANÇADO

- Aqueça seu corpo por três minutos realizando o exercício da figura 1.
- Com a ajuda de um cronômetro, execute o exercício de acordo com a figura A por 50 segundos e descanse por 10 segundos. Em seguida, passe para o próximo exercício, figura B, e assim por diante.
- Seu treino deve ter a duração máxima de 30 minutos.
- Faça 10 exercícios, repetindo cada exercício apenas três vezes.

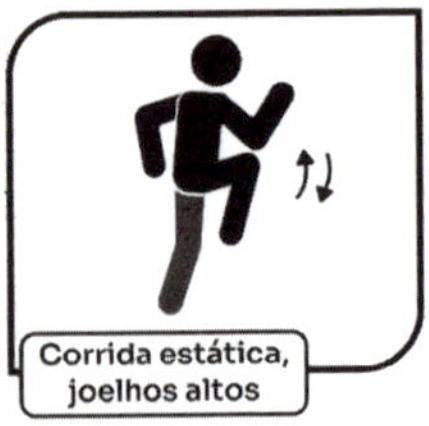

Corrida estática, joelhos altos
Figura 1

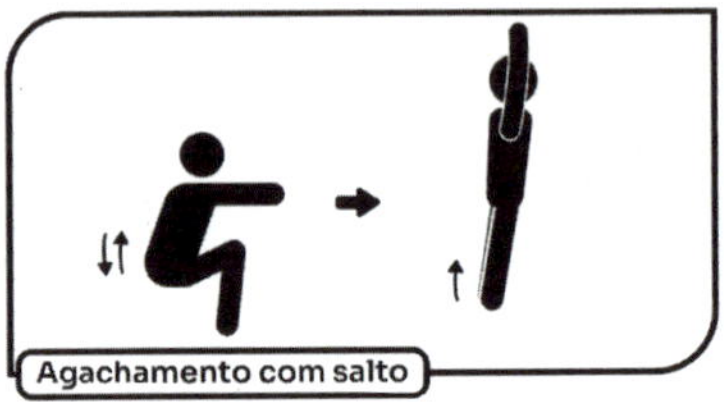

Agachamento com salto
Figura A

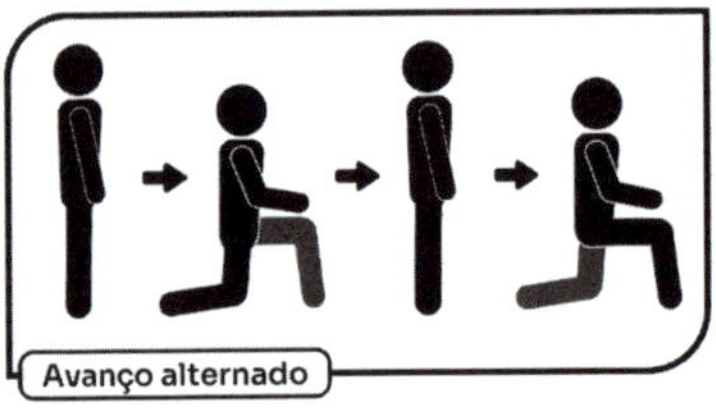

Avanço alternado
Figura B

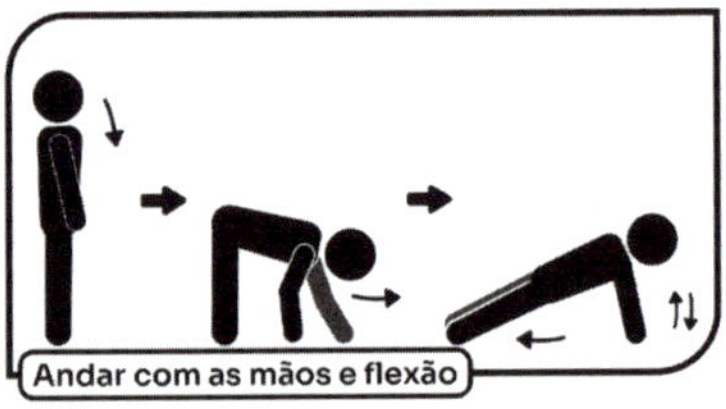

Andar com as mãos e flexão
Figura C

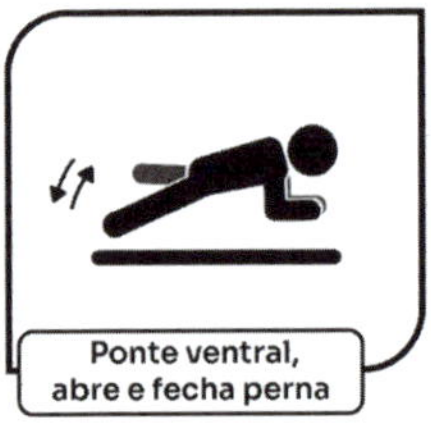

Ponte ventral, abre e fecha perna
Figura D

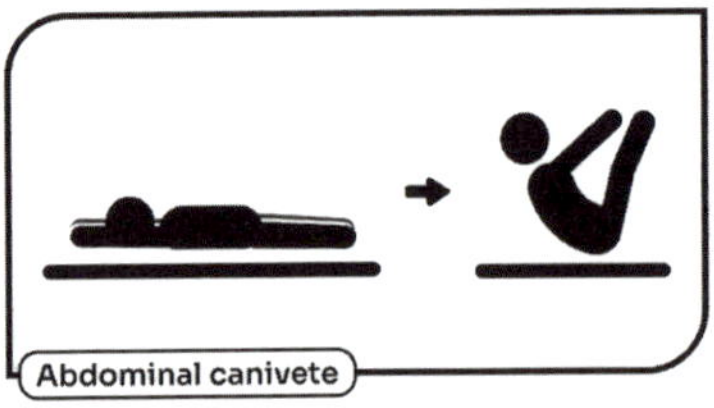

Abdominal canivete
Figura E

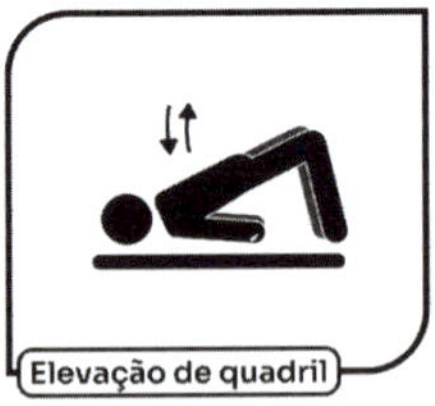

Elevação de quadril
Figura F

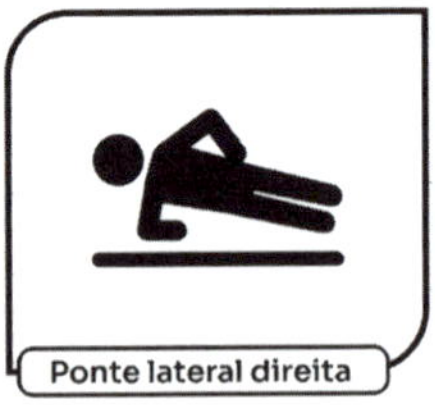

Ponte lateral direita
Figura G

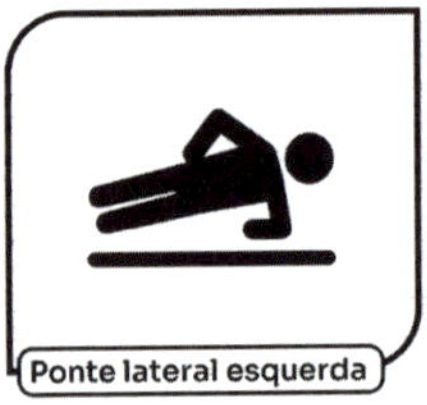

Ponte lateral esquerda
Figura H

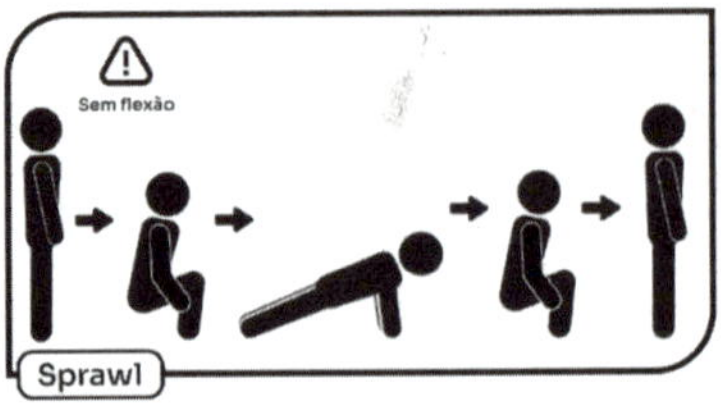

Sem flexão
Sprawl
Figura I

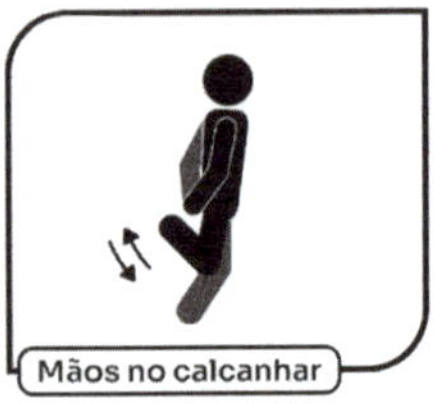

Mãos no calcanhar
Figura J

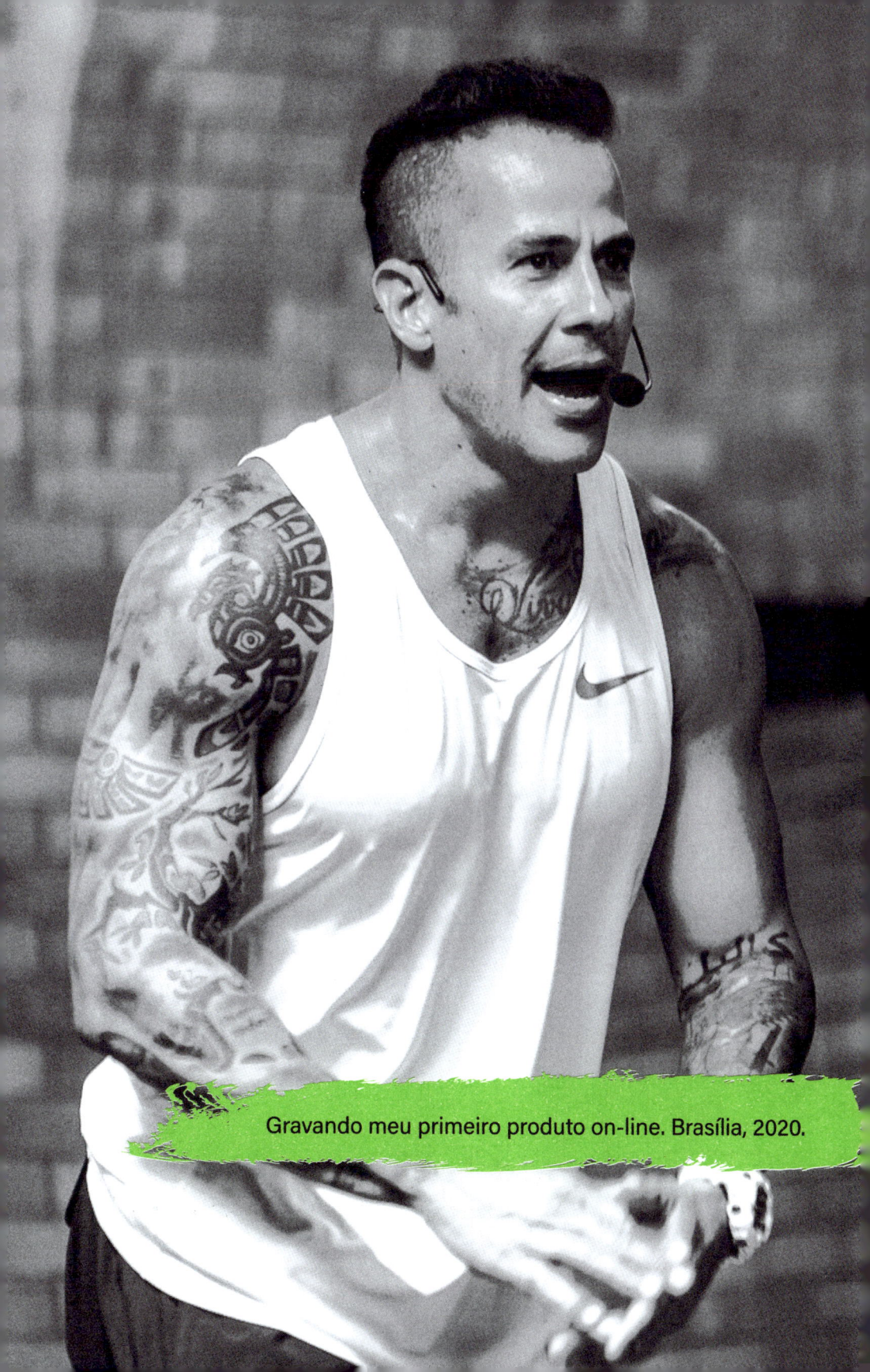

Gravando meu primeiro produto on-line. Brasília, 2020.

Abril de 2022.

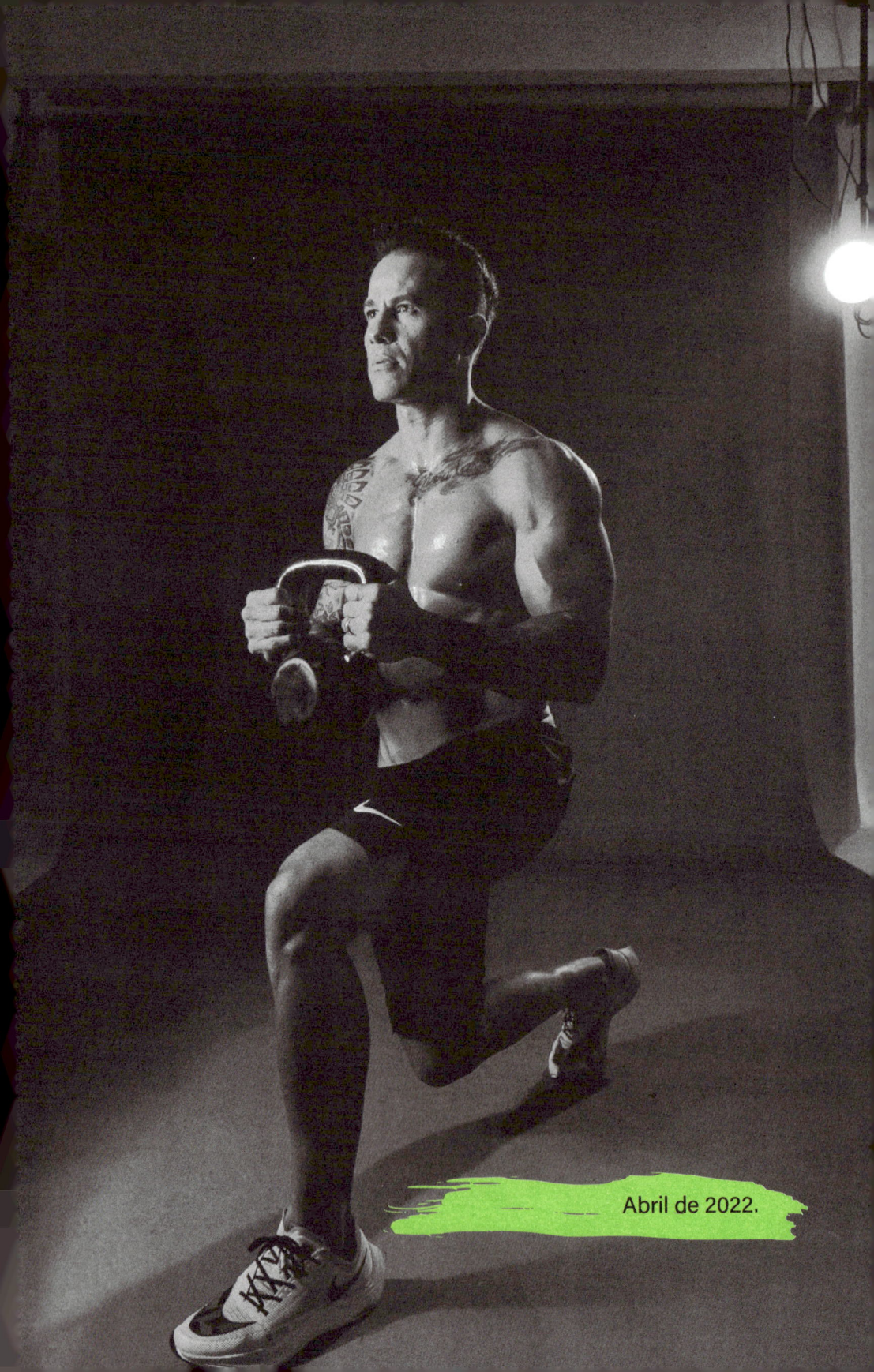

Capítulo 5

A ESCOLHA DA PROFISSÃO

Somos resultados das decisões que tomamos.

Nem precisei fazer teste vocacional para saber que eu iria escolher Educação Física como profissão. Era nítido e assertivo desde o primeiro grau do ensino médio que essa carreira maravilhosa havia me escolhido.

Minha mãe, como já mencionado anteriormente, não questionou nem se atreveu a dizer para eu escolher outra profissão; em vez disso, respondeu na hora: "Filho, faça o que você ama e seja feliz!".

Meu pai questionou um pouco, chegou a falar que não era uma profissão bem remunerada. Ele me orientou a fazer a faculdade de Direito, pois ele tinha muito conhecimento nessa área, e minha madrasta era formada em Direito.

Confesso que pensei algumas vezes sobre o assunto, conversei com alguns colegas que estavam fazendo o curso de Direito, mas logo vi que realmente não era para mim, pois não tinha vontade nenhuma de ficar lendo livros e mais livros sobre o assunto, *vade mecum* e não sei o que mais lá, dentro de sala de aula ou de um escritório fechado, sem poder ver a luz do dia ou sem me conectar ou trocar ideias com outras pessoas.

Tive a coragem de seguir o caminho da Educação Física, que me proporciona uma imensa felicidade e realização até os dias de hoje. A escolha acertada da minha profissão me proporciona vantagens até mesmo em relação a alunos extremamente inteligentes, que ainda não decidiram o que querem fazer após o terceiro ano, ou mesmo em comparação com a grande maioria, que escolhe uma carreira baseada apenas no retorno financeiro ou nas perspectivas futuras.

Digo isso com base na realidade, pois um amigo de ensino médio, que era muito inteligente, passou no Programa de Avaliação

Seriada (PAS) da UNB, numa certa matéria, pois possuía o número de pontos suficiente, mas não era aquilo que ele queria. E logo entramos juntos na faculdade – ele no curso que havia passado e eu no que havia escolhido. Após um ano de faculdade, ele não estava contente e resolveu fazer outro curso, e eu segui firme para o segundo ano de Educação Física.

Quando eu estava no segundo ano, ele já havia feito um semestre de outro curso e também não havia gostado. Já estava, praticamente, dois anos atrás de mim, que segui firme no meu curso. Quatro anos se passaram. Eu me formei e já entrei numa pós-graduação. Ele ainda estava no segundo semestre da terceira faculdade que tinha escolhido.

Não quero dizer que é mais bem-sucedido quem se forma primeiro ou que existe uma regra. Estou apenas mostrando a importância das escolhas assertivas em nossas vidas para que possamos encurtar o tempo e, assim, utilizá-lo da melhor maneira possível.

Em minha filosofia de vida não existe corrida contra ninguém. A batalha é o dia a dia que enfrentamos, com muito trabalho, resiliência e foco nos objetivos da vida, buscando sempre as realizações pessoais.

NOTA: pais, pensem bem na hora de opinar nas decisões de seus filhos. O futuro será deles e não seu!

TREINO 5

OS MOMENTOS SÃO ÚNICOS.

▷▷▷▷▷▷▷▷▷▷

TREINO INICIANTE

- Aqueça seu corpo por três minutos realizando o exercício da figura 1.
- Com a ajuda de um cronômetro, execute o exercício de acordo com a figura A por 30 segundos e descanse por 30 segundos. Em seguida, passe para o próximo exercício, figura B, e assim por diante.
- Seu treino deve ter a duração máxima de 18 minutos.
- Faça 6 exercícios, repetindo cada exercício apenas três vezes.

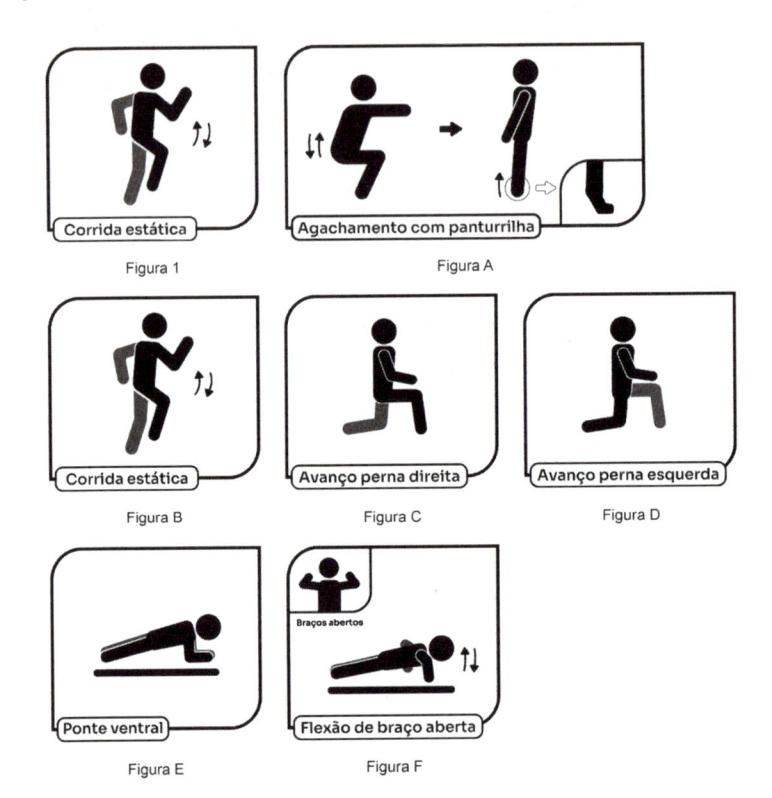

Corrida estática	Agachamento com panturrilha
Figura 1	Figura A

Corrida estática	Avanço perna direita	Avanço perna esquerda
Figura B	Figura C	Figura D

Ponte ventral	Flexão de braço aberta
Figura E	Figura F

TREINO INTERMEDIÁRIO

- Aqueça seu corpo por três minutos realizando o exercício da figura 1.
- Com a ajuda de um cronômetro, execute o exercício de acordo com a figura A por 40 segundos e descanse por 20 segundos. Em seguida, passe para o próximo exercício, figura B, e assim por diante.
- Seu treino deve ter a duração máxima de 24 minutos.
- Faça 10 exercícios, repetindo cada exercício apenas três vezes.

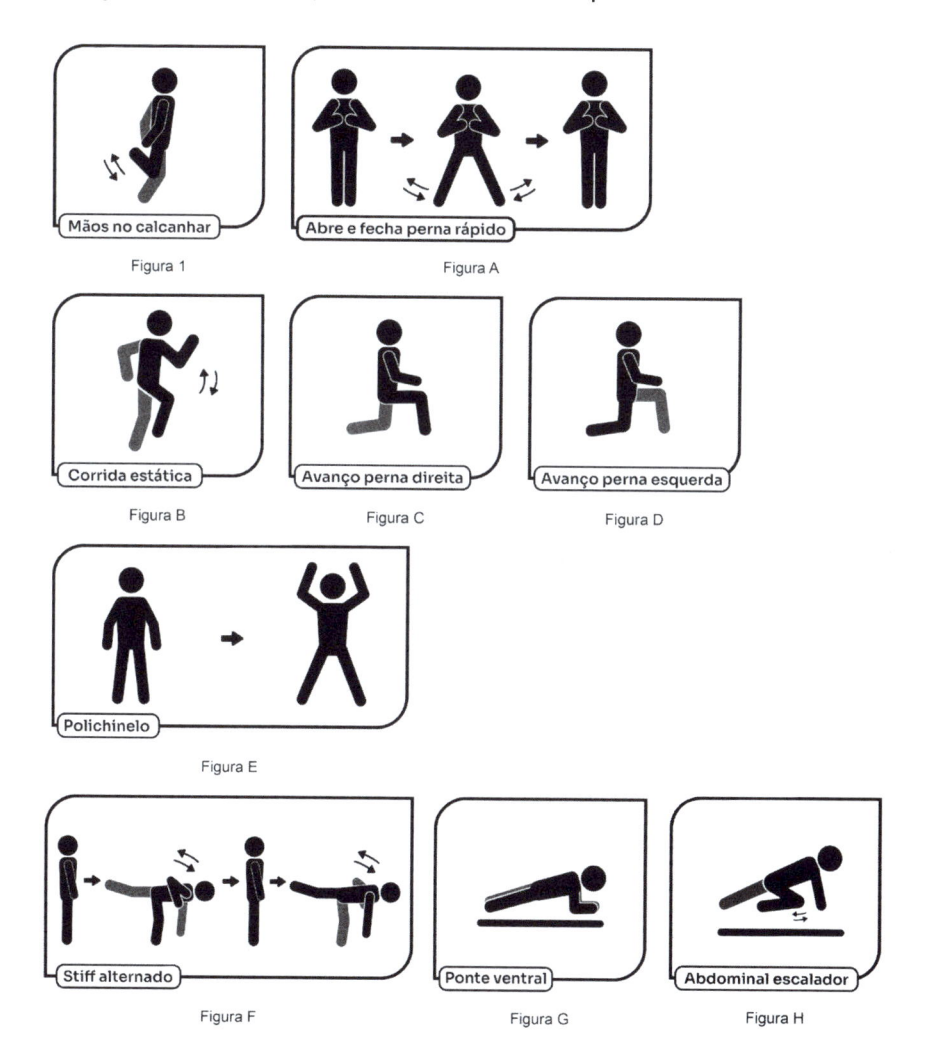

Mãos no calcanhar — Figura 1
Abre e fecha perna rápido — Figura A
Corrida estática — Figura B
Avanço perna direita — Figura C
Avanço perna esquerda — Figura D
Polichinelo — Figura E
Stiff alternado — Figura F
Ponte ventral — Figura G
Abdominal escalador — Figura H

TREINO AVANÇADO

- Aqueça seu corpo por três minutos realizando o exercício da figura 1.
- Com a ajuda de um cronômetro, execute o exercício de acordo com a figura A por 50 segundos e descanse por 10 segundos. Em seguida, passe para o próximo exercício, figura B, e assim por diante.
- Seu treino deve ter a duração máxima de 30 minutos.
- Faça 10 exercícios, repetindo cada exercício apenas três vezes.

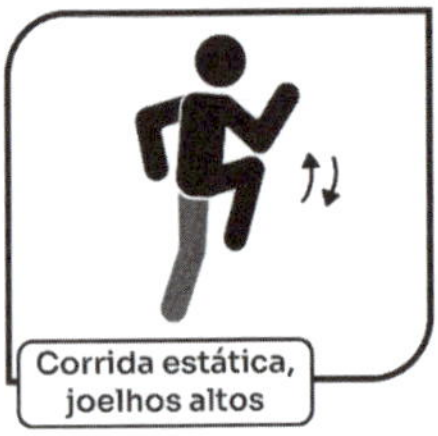

Figura 1 — Corrida estática, joelhos altos

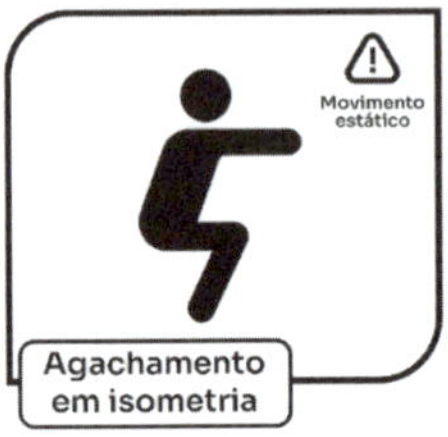

Figura A — Agachamento em isometria (Movimento estático)

Figura B — Agachamento profundo

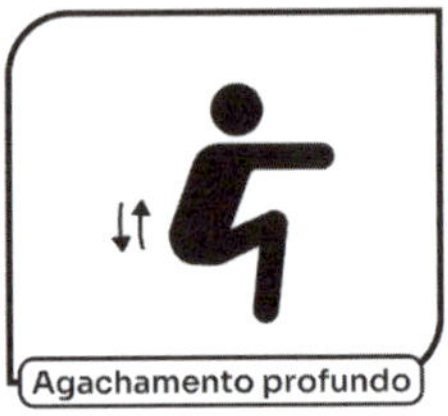

Figura C — Mãos no calcanhar

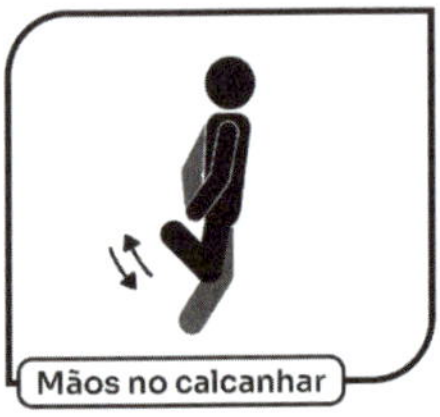

Figura D — Avanço perna direita

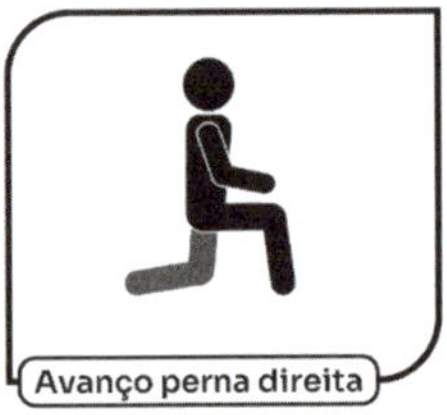

Figura E — Avanço em isometria perna direita (Movimento estático)

Figura F — Avanço perna esquerda

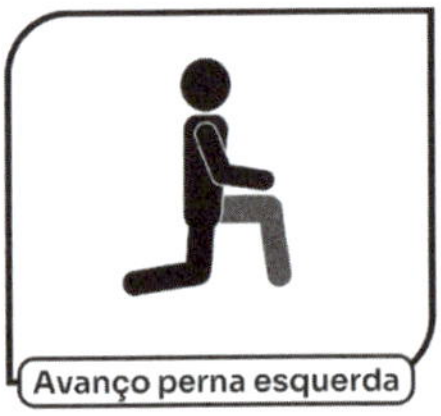

Figura G — Avanço em isometria perna esquerda (Movimento estático)

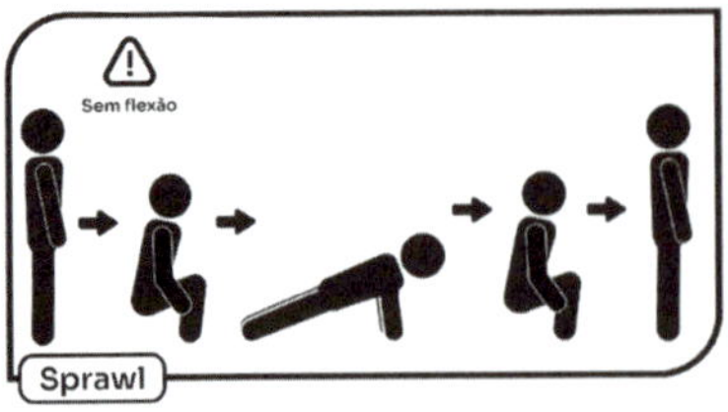

Figura H — Sprawl (Sem flexão)

Figura I — Flexão de braço aberta (Braços abertos)

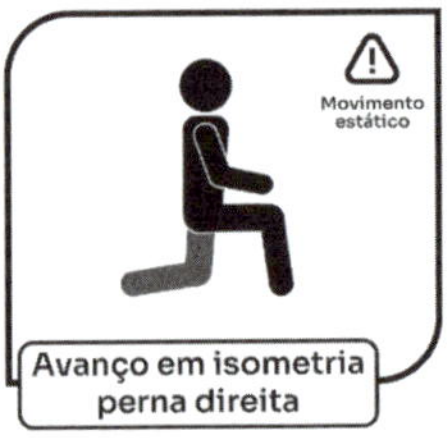

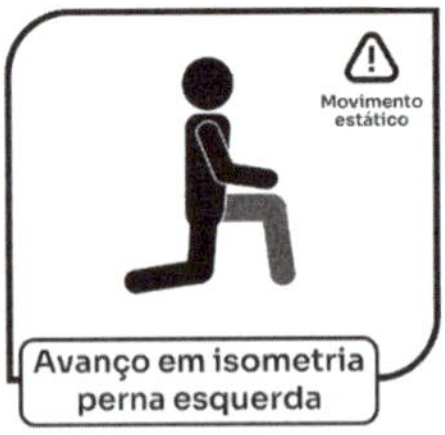

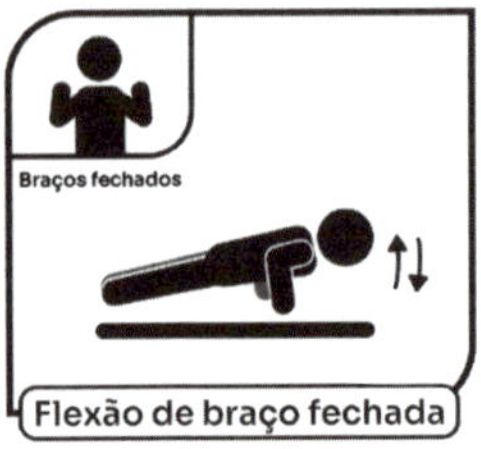

Figura J — Flexão de braço fechada (Braços fechados)

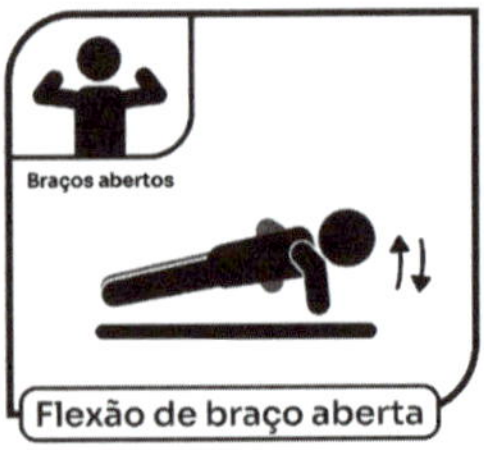

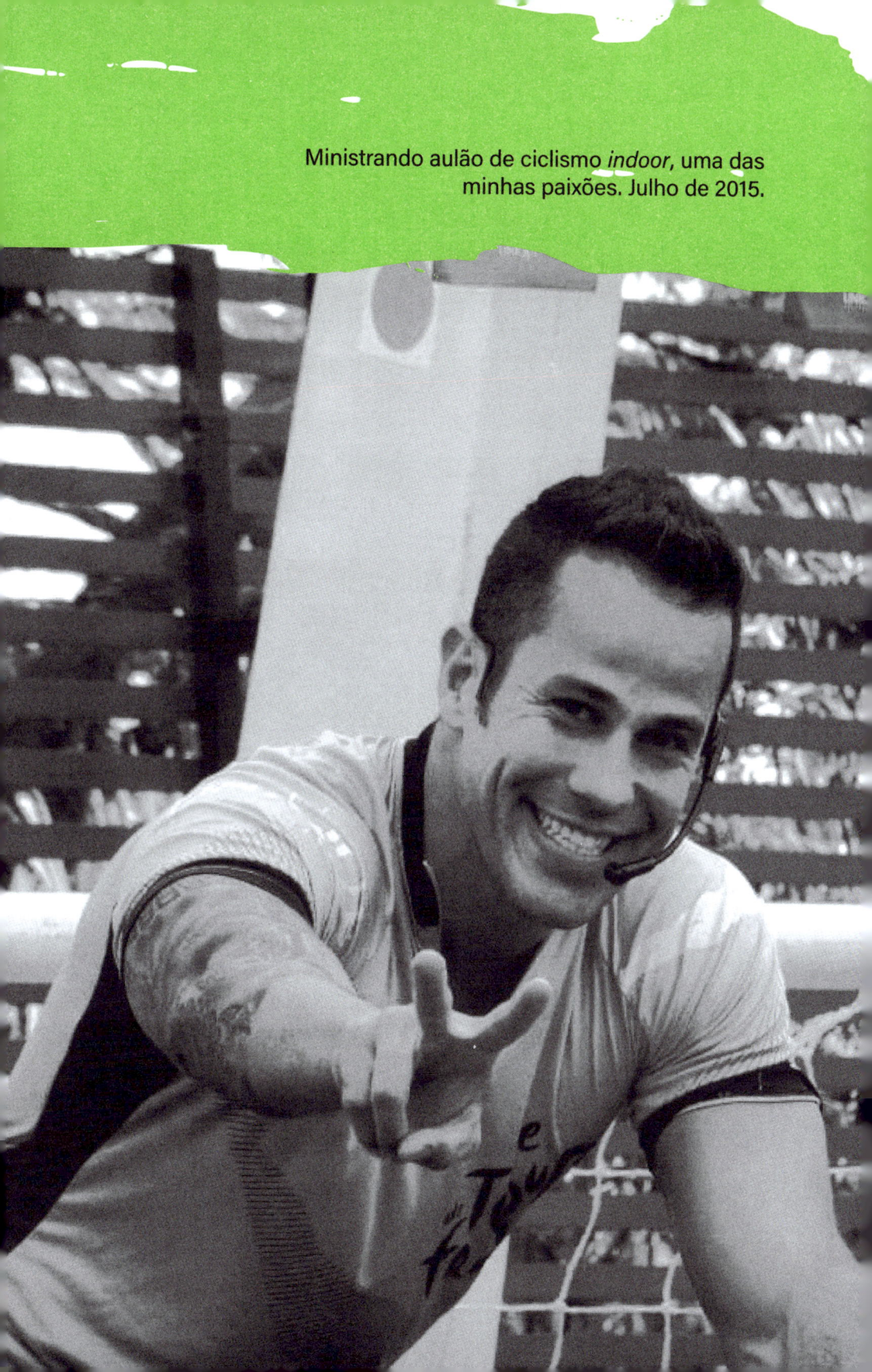

Ministrando aulão de ciclismo *indoor*, uma das minhas paixões. Julho de 2015.

Gravando uma aula. Brasília, 2020.

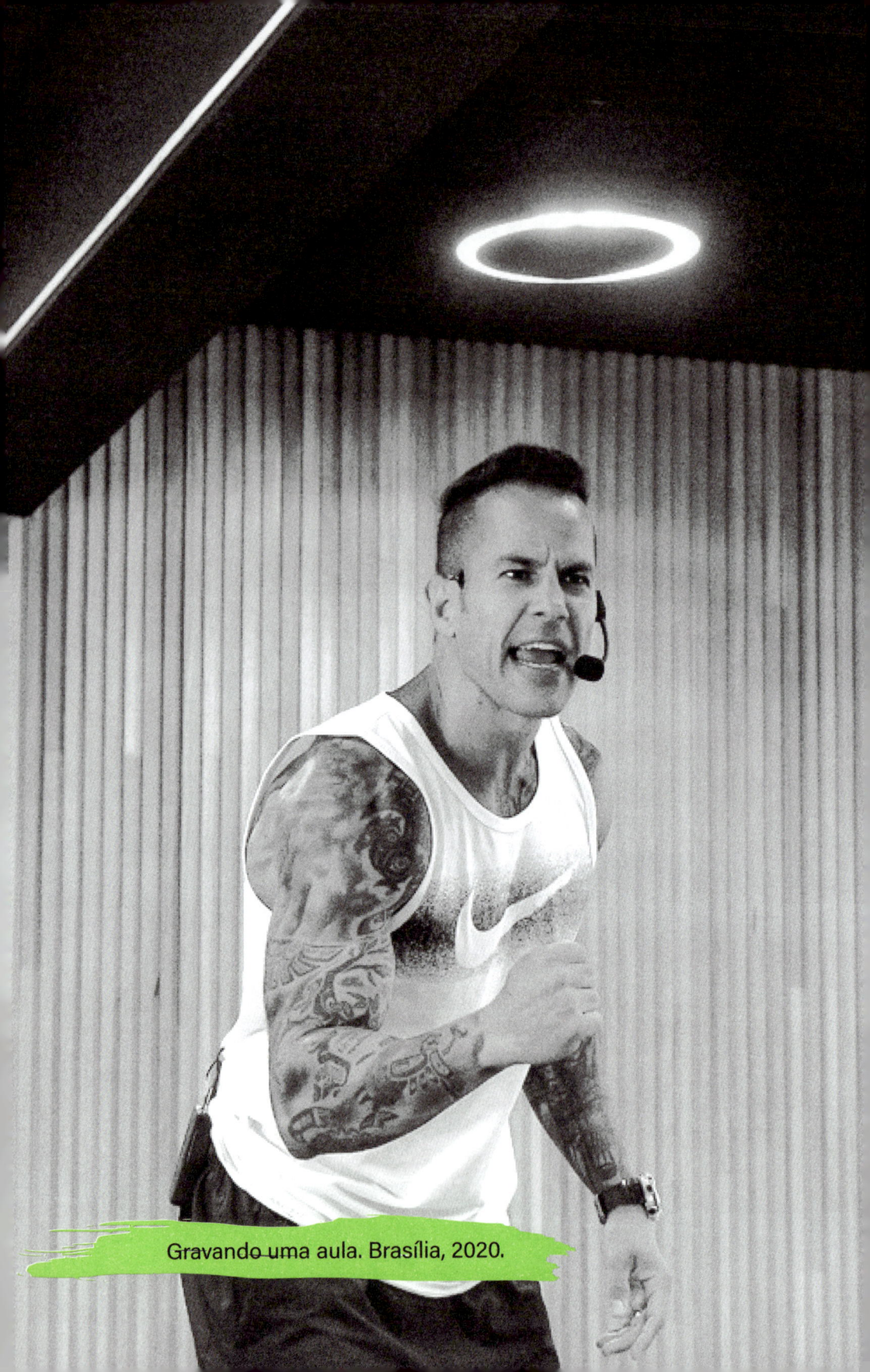

Capítulo 6

DEZOITO ANOS DE EXPERIÊNCIA

Decisão, disciplina e determinação.

Contra fatos não há argumentos. Se alguém disser que é *expert* em algo sem, no entanto, ter o mínimo de experiência prática, ou palpitar sobre alguma coisa que você faz sem ter realizado nada, desconsidere!

Após dezoito anos vividos dentro de várias academias, impactando positivamente a vida de milhares de pessoas, atendendo em diversas funções e setores, certo de não ter passado ninguém para trás, posso afirmar que sou um *expert* nesse assunto e no segmento. Longe de ser o mais famoso, conhecido ou referência, mas com a certeza de que fiz a diferença por onde passei!

Nos tempos atuais, em que o acesso à informação é instantâneo, muitas vezes nos comparamos com jovens milionários, bem-sucedidos, que fazem seu *merchandising* nas redes sociais, ostentando seus carrões, suas mansões e contas bancárias recheadas. E nos deparamos com outra realidade, que, por sinal, é a mais pura realidade, é a nossa realidade!

Então, por isso, digo que a vida é de cada um e não devemos nos comparar a ninguém, pois cada um sabe onde o calo aperta. Uma coisa é certa: o travesseiro cobra! Durma tranquilo, acorde cedo, agradeça, sorria, tenha uma boa relação com a fé, a autoimagem, família e amigos. Seja bem-resolvido consigo mesmo, desenvolva-se, aproveite cada segundo dessa jornada maravilhosa chamada vida!

Tenha em mente que a semeadura é opcional, mas a colheita é obrigatória. Inevitavelmente, não há como plantar banana e querer colher maçã; isso em todos os pilares de sua vida!

Ao longo desses anos percebi que a receita é simples, os ingredientes estão lá, basta seguir, porque um dia o mundo devolve.

Desfrute do processo, corra riscos, aventure-se, faça algo novo, repita todo o processo novamente se for preciso. Não se arrependa de nada do que foi feito. Se você se arrepender, saiba que os dias vão passando, os ciclos vão se fechando e, caso seja tarde, nada mais será possível fazer.

Após os três anos em que tive a experiência de ser empresário e dono de uma academia de pequeno porte, no início de 2023, estou entrando mais uma vez em um negócio próprio, com pessoas novas e novas oportunidades. Mas agora o papo é de gente grande, pois o investimento é muito maior. Estamos lidando com uma franquia de renome nacional que, atualmente, é a maior do Brasil. Nove meses de negociação, conversas, noites maldormidas, preocupação, novos amigos, *networking*, resiliência e persistência foram fundamentais para que esse novo sonho se concretizasse. Por isso lhe digo: acredite em você, acredite em seu potencial, pois você só saberá se dará certo tentando. Trabalhe em segredo, não conte os seus sonhos para ninguém e confie em Deus. Já deu certo!

Novos desafios são sempre bem-vindos para mim. Sou movido a desafios, não tenho medo de arriscar, de aprender algo novo ou até mesmo de sair da zona de conforto. A seguir contarei a você sobre um dos maiores desafios que vivi, o *Ironman*.

NOTA: siga firme no seu objetivo. O mundo retribui!

TREINO 6

SEJA O PROTAGONISTA DA SUA VIDA.

▷▷▷▷▷▷▷▷▷▷▷

TREINO INICIANTE

- Aqueça seu corpo por três minutos realizando o exercício da figura 1.
- Com a ajuda de um cronômetro, execute o exercício de acordo com a figura A por 30 segundos e descanse por 30 segundos. Em seguida, passe para o próximo exercício, figura B, e assim por diante.
- Seu treino deve ter a duração máxima de 18 minutos.
- Faça 6 exercícios, repetindo cada exercício apenas três vezes.

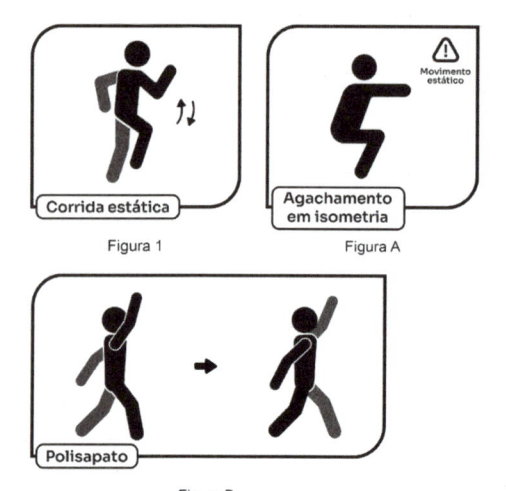

Figura 1 — Corrida estática

Figura A — Agachamento em isometria (Movimento estático)

Figura B — Polisapato

Figura C — Agachamento lateral esquerda e direita

Figura D — Avanço alternado

Figura E — Abdominal remador

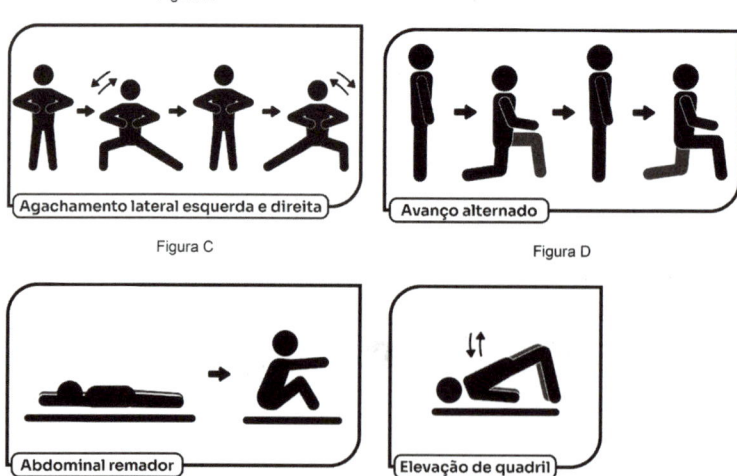

Figura F — Elevação de quadril

TREINO INTERMEDIÁRIO

- Aqueça seu corpo por três minutos realizando o exercício da figura 1.
- Com a ajuda de um cronômetro, execute o exercício de acordo com a figura A por 40 segundos e descanse por 20 segundos. Em seguida, passe para o próximo exercício, figura B, e assim por diante.
- Seu treino deve ter a duração máxima de 24 minutos.
- Faça 8 exercícios, repetindo cada exercício apenas três vezes.

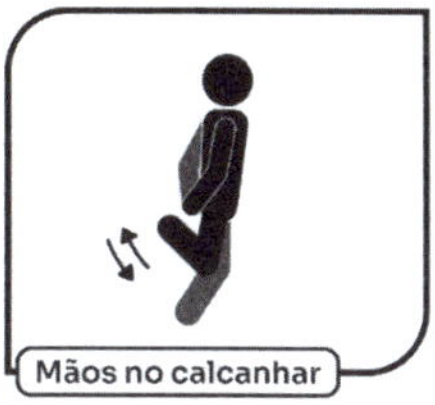

Mãos no calcanhar
Figura 1

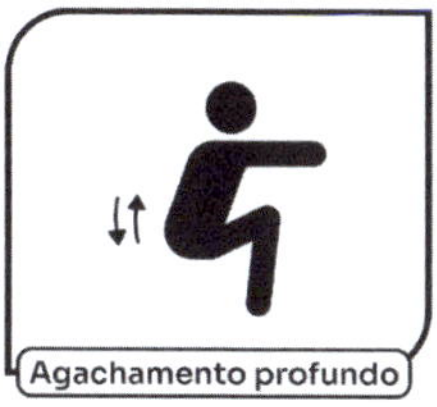

Agachamento profundo
Figura A

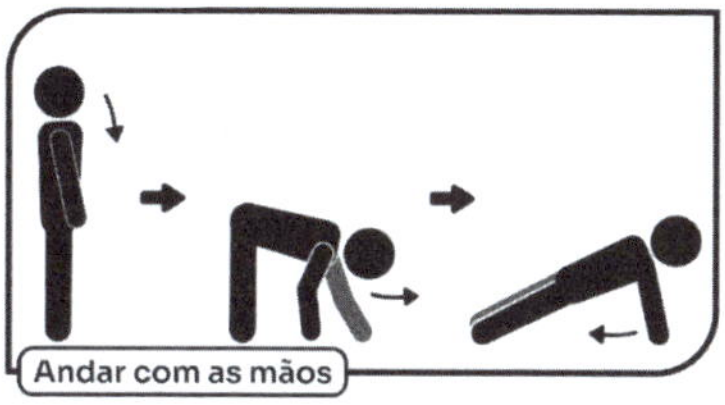

Andar com as mãos
Figura B

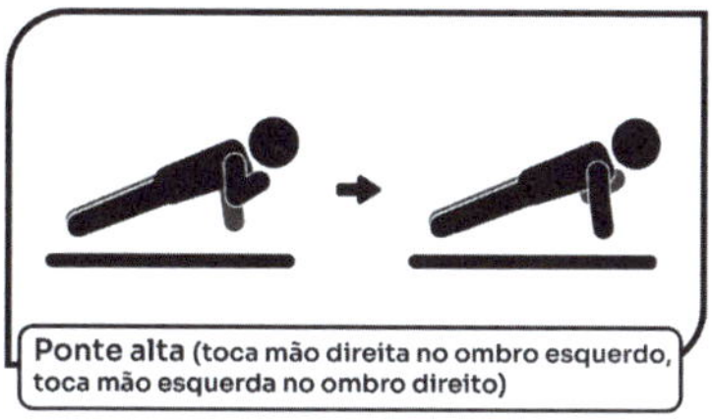

Ponte alta (toca mão direita no ombro esquerdo, toca mão esquerda no ombro direito)
Figura C

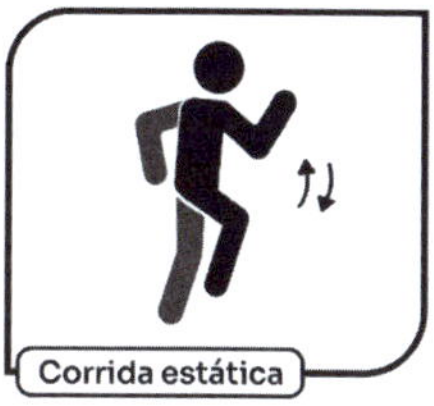

Corrida estática
Figura D

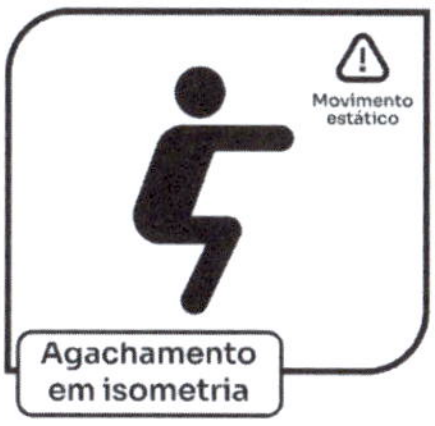

Agachamento em isometria (Movimento estático)
Figura E

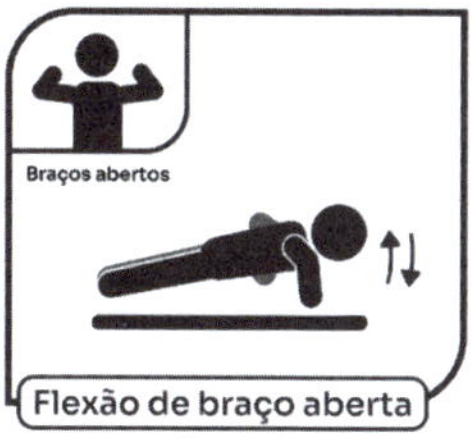

Flexão de braço aberta (Braços abertos)
Figura F

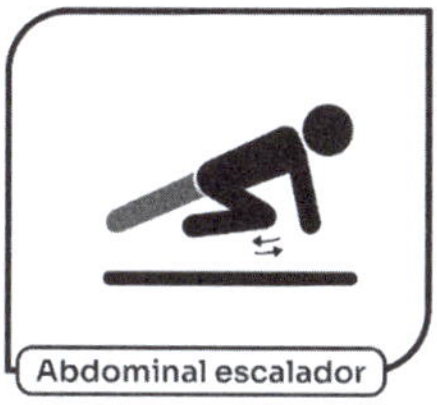

Abdominal escalador
Figura G

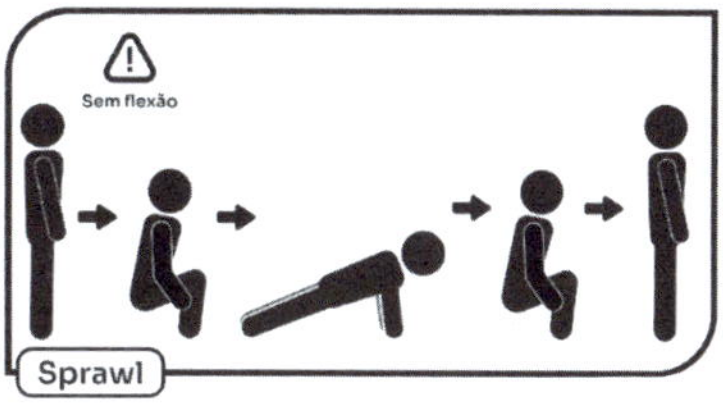

Sprawl (Sem flexão)
Figura H

TREINO AVANÇADO

- Aqueça seu corpo por três minutos realizando o exercício da figura 1.
- Com a ajuda de um cronômetro, execute o exercício de acordo com a figura A por 50 segundos e descanse por 10 segundos. Em seguida, passe para o próximo exercício, figura B, e assim por diante.
- Seu treino deve ter a duração máxima de 30 minutos.
- Faça 10 exercícios, repetindo cada exercício apenas três vezes.

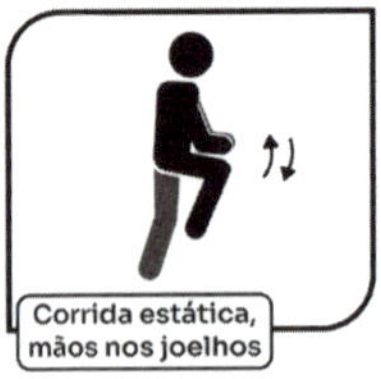

Figura 1 — Corrida estática, mãos nos joelhos
Figura A — Agachamento com salto
Figura B — Stiff alternado
Figura C — Mãos no calcanhar
Figura D — Avanço alternado
Figura E — Abre e fecha perna rápido
Figura F — Agachamento com panturrilha
Figura G — Sprawl (Sem flexão)
Figura H — Andar com as mãos
Figura I — Flexão de braço aberta e fechada (Alterna entre braço aberto e braço fechado)
Figura J — Ponte ventral

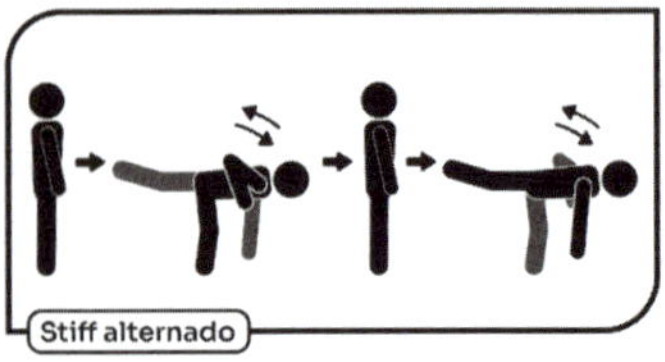

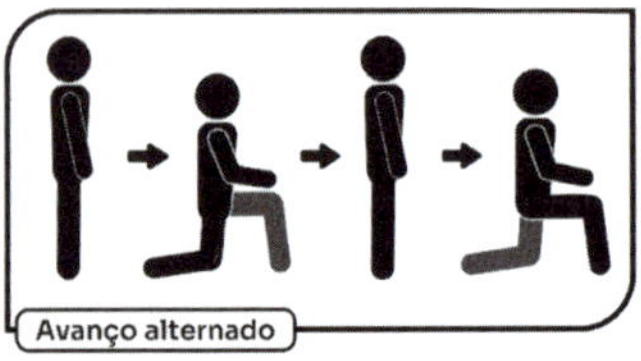

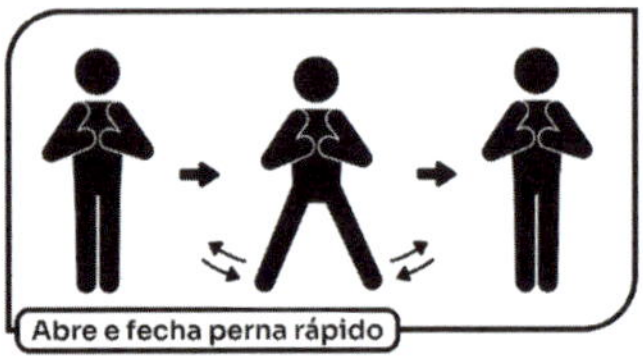

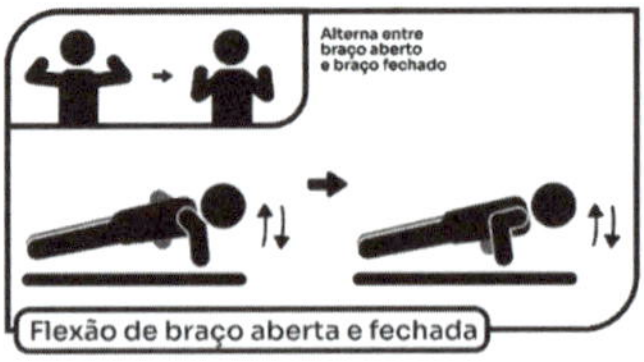

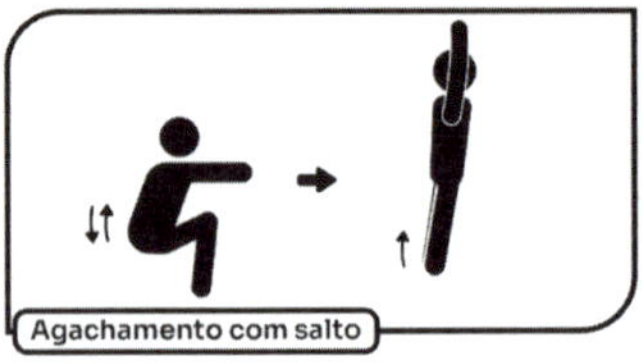

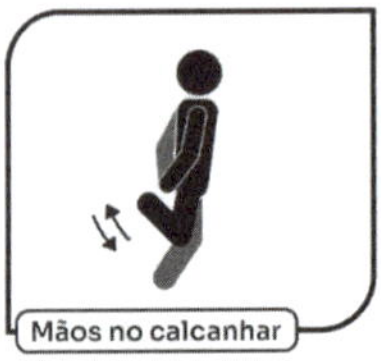

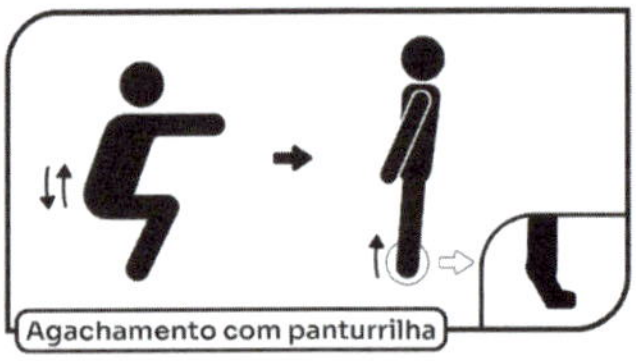

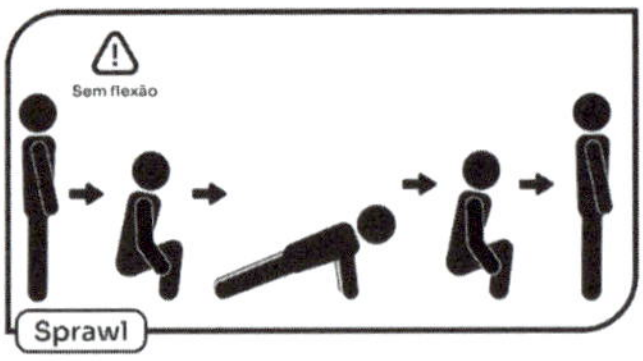

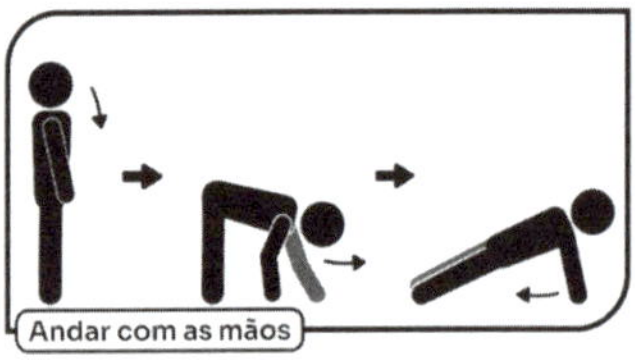

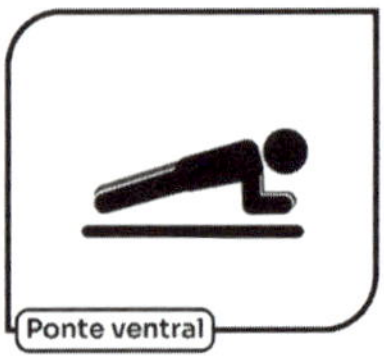

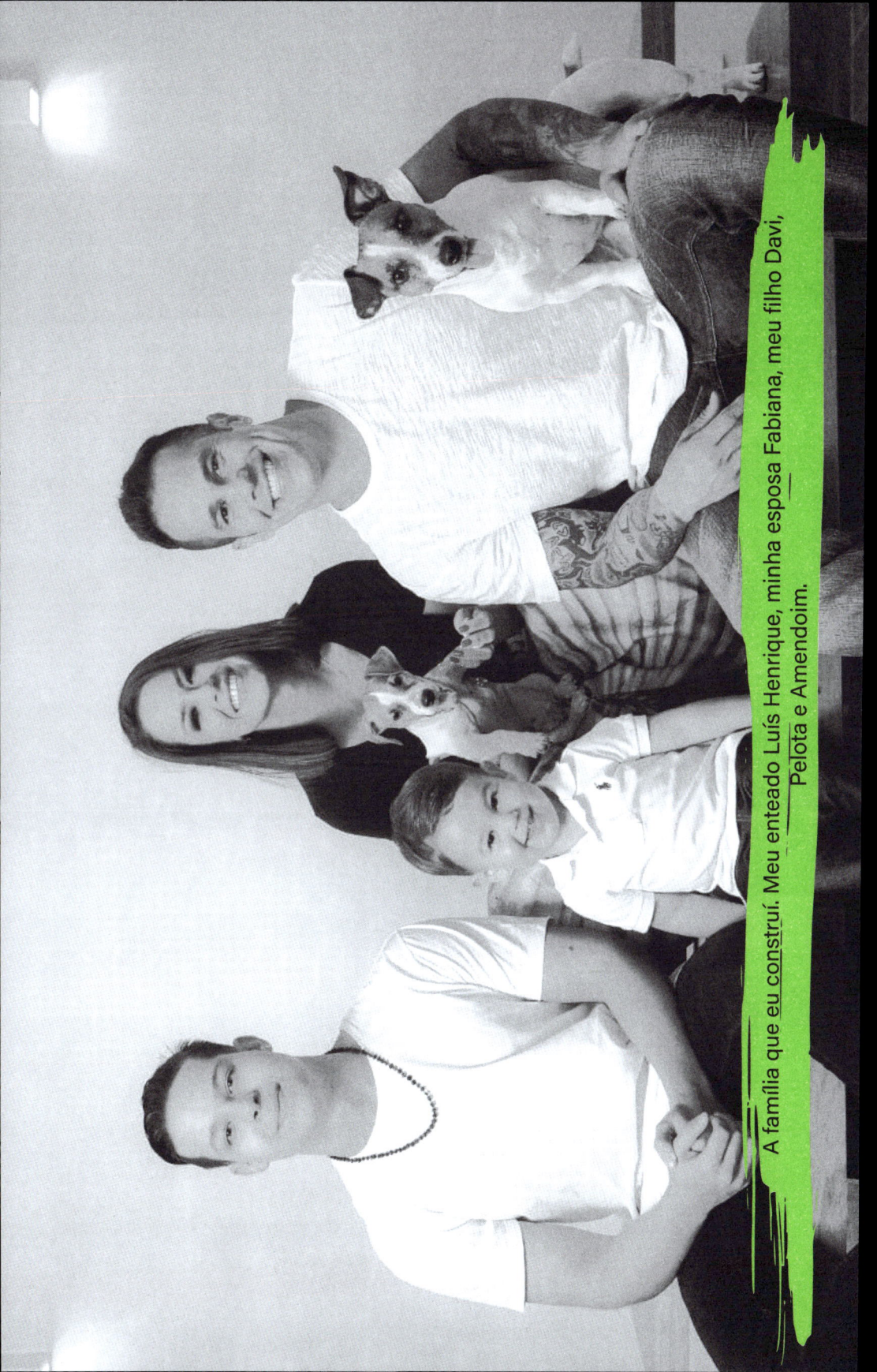

A família que eu construí. Meu enteado Luís Henrique, minha esposa Fabiana, meu filho Davi, Pelota e Amendoim.

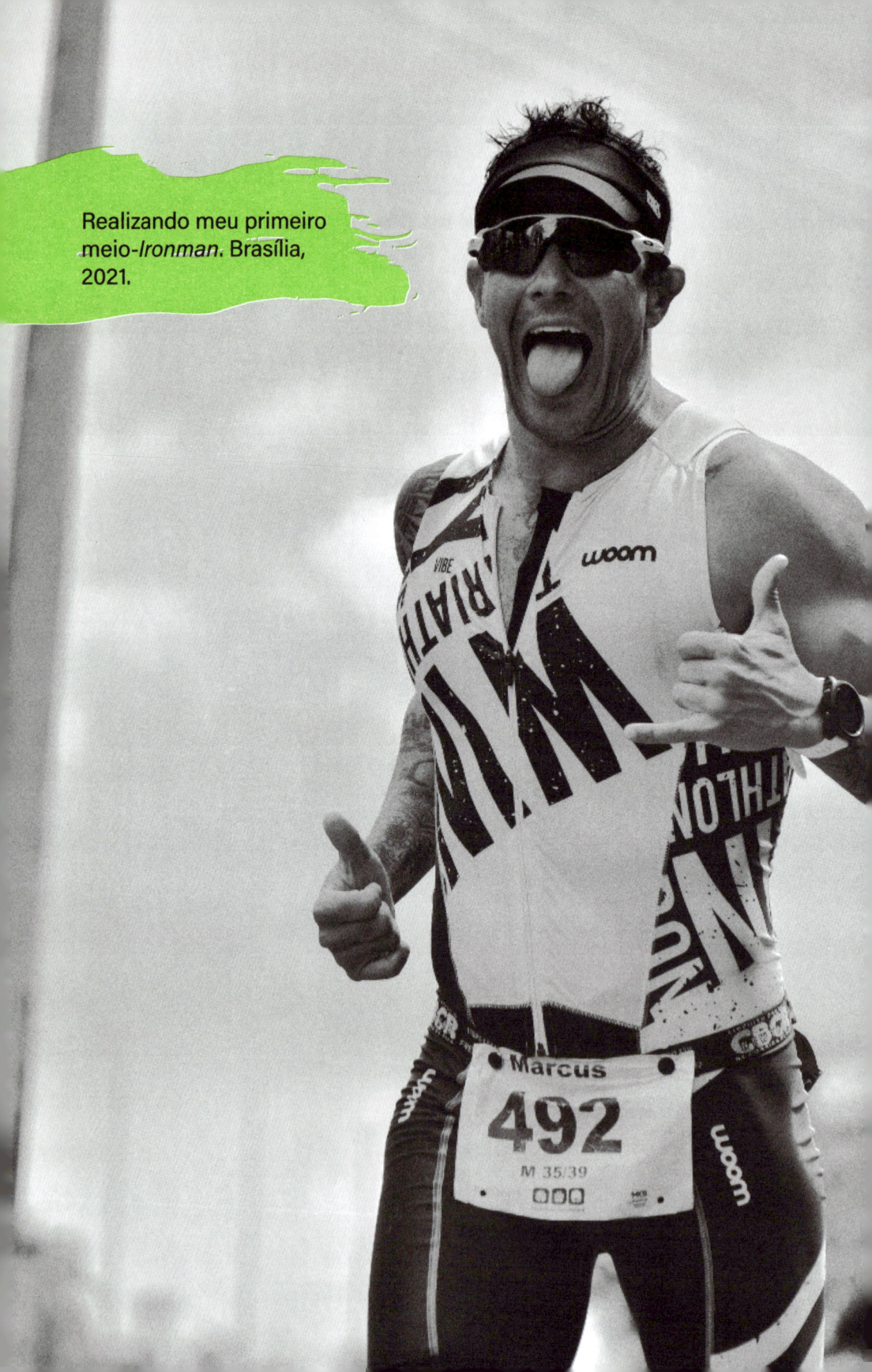

Realizando meu primeiro meio-*Ironman*. Brasília, 2021.

Capítulo 7

A PANDEMIA E SEUS BONS FRUTOS

Você não sabe se pode até fazer.

Início de 2020 e uma pandemia, algo jamais presenciado na minha geração, veio ao mundo!

Nas duas primeiras semanas, como não sabíamos o que estava por vir, parecia férias. Ficar em casa, descansando, vendo *lives*, filmes e fazendo churrasco com minha esposa e meu filho era algo rotineiro para nós, já que temos uma rotina de estarmos juntos. Isso não foi nem perto de ser um problema. Tínhamos uma situação financeira um pouco controlada, mas como sou autônomo, uma hora a conta não ia fechar se eu não trabalhasse.

Comecei a perceber que teria que ter o "plano b", pois academias, parques e bosques estavam fechados. Não era permitido sair de casa. Podíamos sair apenas para comprar comida, remédios e itens básicos.

Como meus alunos também não queriam ficar sem se exercitar, pois era isso que estava salvando grande parte da população, uma aluna muito querida ofereceu a garagem aberta de uma casa que ela tinha e que estava desocupada para que eu pudesse ministrar aulas de *personal* para os alunos, individualmente, com hora marcada. Assim, manteria minha fonte de renda e eles se exercitariam. Durante boa parte da pandemia ali foi o meu QG para trabalhar e até mesmo me exercitar também, pois consegui juntar alguns pesos e elásticos para continuar os meus serviços e rotina de treinos.

Por ser muito ativo fisicamente, os treinos em casa, na rua e na escada já não estavam suprindo a minha necessidade de me exercitar. Foi aí que, após praticamente vinte anos sem uma bicicleta, resolvi comprar uma *mountain bike* e fazer uns pedais sozinho pelas ruas de Brasília. Nem capacete eu tinha no início; apenas sapatilhas, pois era professor de ciclismo *indoor*.

Aos poucos, fui me preparando com os melhores equipamentos, roupas e acessórios de ciclismo. As trilhas já faziam parte do roteiro dia sim, dia não. Comecei a gostar de um esporte que eu já praticava no *indoor*, mas não tinha muito tempo e vontade de praticar *outdoor*. Foi aí que fiz um *upgrade* na bicicleta para conseguir fazer trilhas mais difíceis e longas.

Como você já sabe, sou movido a desafios. Após praticamente uns seis meses pedalando de *mountain bike*, resolvi aceitar um desafio lançado por um amigo e que nunca havia passado pela minha cabeça. Pedalar de Brasília a Pirenópolis, um percurso de 85 km somente de trilha.

Fui com tudo para cima desse novo desafio! Foram cinco horas intermináveis de pedal. Passei por fazendas, trilhas, muita terra e poeira. Às vezes, sozinho, às vezes, acompanhado, pneu furando, câimbras nas pernas e no rosto, com foco apenas na chegada. Sabia que valeria a pena, pois seria meu primeiro grande marco pessoal no esporte. E minha digníssima esposa estaria me esperando para ficarmos dois dias numa bela pousada para comemorarmos essa nova conquista!

Um ponto que eu acho bastante positivo em mim é ser extremamente competitivo. Tudo que faço, eu faço para ganhar, pois não gosto de perder nem no par ou ímpar. Quando me dispus a fazer essa trilha, coloquei a meta de fazer em cinco horas. Havia apenas perguntado para algumas pessoas qual tempo seria bom para fazer tal percurso e, então, decidir colocar como meta pessoal. Bingo! Em cinco horas e cinco minutos cheguei ao mirante de Pirenópolis. Meta batida com sucesso!

Agora, preste atenção e pegue o marca-texto, porque foi nesse exato momento que tudo mudou e a ideia maluca de realizar um *Ironman* surgiu. Para aqueles que não estão familiarizados, um *Ironman* consiste em nadar 3,8 km em águas abertas, percorrer 180 km de bicicleta e, em seguida, completar com uma maratona de 42 km.

Já passava de duas horas e meia de pedal, "um sol para cada um", poeira para todo lado, câimbra no rosto, sozinho no meio do nada e pouca água. Meu corpo já não aguentava mais. A opção de abandonar estava ali, afinal, havia um suporte disponível para me levar de volta a Brasília com a minha bicicleta. Os pensamentos de parar nos pontos de apoio e não continuar surgiam constantemente. Foi nesse momento que aprendi a enganar minha mente, a ser o mestre dos meus pensamentos e do meu próprio corpo!

Cada vez que eu pensava em desistir, começava a rir sozinho e já mentalizava algum desafio pior e mais difícil. Era uma espécie de confronto com a mente. As risadas no meio do nada começavam a virar combustível, o corpo começava a dar bons sinais, as câimbras já não faziam mais parte do pedal, o estímulo só aumentava, e a cada risada eu me sentia mais forte. Foi aí que eu falei... Vou fazer um *Ironman*. Certamente será mais difícil do que isto! Impus ao corpo que ele estava encrencado e ai dele não terminar aquele percurso bem.

O final, você já sabe: objetivo concluído com sucesso e um novo desafio surgia em minha vida: fazer um *Ironman*.

Após a trilha, comecei a pensar no novo desafio. Ainda passando por uma pandemia, não tinha muitas possibilidades de treinamento específico.

Eu nunca gostei de praticar natação. Fiz apenas na infância e, depois, seis meses na faculdade, pois era obrigatório, nada além disso. Achava um esporte monótono e chato. Então teria que esquecer esse preconceito para começar os treinos para o *Ironman*. Sabia que essa modalidade seria a mais difícil, pois teria que aprender todas as técnicas de movimento e respiração. As outras duas modalidades eu já estava habituado a praticar. Nunca na minha vida tive alguma vontade de ser triatleta ou algo do tipo, e como o triatlo é um desafio e tanto, fui em frente.

Já praticava esporte coletivo há anos e o meu favorito sempre foi futebol, mas devido às lesões e ao risco de não poder trabalhar caso me machucasse, meu esporte favorito de 2009 até os dias atuais é o futevôlei. E, de um tempo para cá, já havia começado a pensar em fazer algum esporte individual e, felizmente, a pandemia fez com que o fato acontecesse.

Lá vamos nós em busca de todo o material necessário para a prática do triatlo, pois não tinha nada, nem tênis específico de corrida, esporte que pratiquei na faculdade e não praticava mais desde 2008. Havia feito apenas uma meia-maratona na vida.

Como era apenas uma aventura, coloquei como meta realizar um meio-*Ironman* (70.3) e mirei numa prova mais tranquila, que seria realizada em Maceió em outubro de 2021. Fiz a inscrição sem ao menos ter uma bicicleta específica. Que doideira sem volta! Consegui comprar uma bicicleta de *speed* por R$ 16 mil, que num curto período de tempo seria trocada por uma TT (específica de triatlo), que custou R$ 24 mil. E isso porque seria apenas uma experiência. A maioria dos amigos fala para ir com calma na compra dos materiais (*risos*).

Compra tênis específico para corrida rápida, longão e rodagem. Compra óculos de natação, touca, roupa para prova e acessórios; macaquinho para simulados, roupas mais modernas, mais equipamentos, e lá estava eu, de cabeça no mundo do triatlo. Quando você se dispuser a fazer algo, faça com o que tem, no cenário que tem e com a arma que tiver; e se tiver condições, use tudo do bom e do melhor, busque sempre o melhor para você!

Mesmo sendo educador físico, percebi que a especificidade do esporte é muito importante, e logo entrei numa assessoria esportiva direcionada ao triatlo e a provas de *Ironman*, pois, como sempre, tudo a que me disponho a fazer eu faço bem-feito, o possível e o impossível para dar certo.

Treinos novos, modalidades novas e uma nova rotina tomavam conta de mim, e tudo que estava a minha volta também começou a mudar. Até então, para a prova que iria fazer em outubro de 2021, o volume de treino não era tão grande, mas alguns ajustes tiveram que ser feitos, tais como acordar mais cedo para fazer o primeiro treino do dia antes de começar a dar aula; parar de fazer jejum, pois era adepto do jejum intermitente havia uns dois anos, e com a prática de mais atividades ao longo do dia o meu corpo necessitava de mais combustível; diminuir uns oito quilos, pois meu biotipo não é nem um pouco parecido e favorável ao de um triatleta. Também tive que deixar de praticar o meu esporte favorito, o futevôlei.

Ajustes feitos, a nova rotina consistia em acordar às 3h30 da manhã, de segunda a sexta-feira, para pedalar das 5 às 7 horas; às segundas e quartas, dar aula das 7 às 12 horas; nadar das 12 às 13 horas, e voltar ao trabalho das 17 às 20 horas. Terças e quintas, acordar às 3h30 horas, corrida das 5 às 6 horas (para dar aula das 6 às 12 horas) e ainda fazer musculação pelo menos três vezes por semana.

Sábado tinha duatlo das 6 às 9 horas; trabalho das 9 às 12 horas; e, domingo, acordar às 6 horas para os pedais longos que, em média, duravam de quatro a cinco horas, todos os domingos. Treinos intermináveis e desgastantes. Muitas vezes, sozinho, pude sentir a presença de Deus me dando forças, guiando-me e fazendo com que eu continuasse e persistisse. Músicas e *playlist* faziam toda a diferença também.

Essa foi uma rotina que durou um ano e meio, e já digo o porquê; mas era um desafio diário, com muita disciplina e resiliência, e que me fez ser uma pessoa muito mais forte física e mentalmente.

Dois meses antes da prova, recebemos a notícia de que ela seria cancelada devido à Covid-19 estar voltando, e a cidade-sede não estava com bons números de controle para realizá-la. Que balde de água fria! Após tanto tempo dedicado aos treinos, tinha que esperar mais um ano de ciclo de treinos, e eu não sabia se estava disposto a enfrentar tudo novamente. Foi aí que a maluquice aumentou, e pensamento de maluco é sempre buscar algo mais maluco do que já está fazendo.

Pense comigo: estava treinando para fazer um meio-*Ironman* (70.3). A prova foi cancelada em outubro de 2021 e só ocorreria em outubro de 2022. Em maio de 2022, aconteceria o *Ironman full*, que é realizado todos os anos em Florianópolis, porém tudo muda, pois é o ápice do triatleta amador completar um *full*. Muitas coisas iriam mudar para tal prova. Realmente, ainda não tinha muita base, havia realizado apenas um meio-*Ironman* em Brasília e alguns simulados. Os treinos específicos começariam no dia 4 de janeiro de 2022, logo teria apenas cinco meses para treinar para o maior desafio físico pessoal da minha vida e, depois, voltar para a minha linda e doce rotina e antecipar a minha aposentadoria do triatlo, pois sabia que não queria ser triatleta, estava apenas sendo triatleta.

Adivinha? Vamos para mais um desafio pessoal.

Como já mencionei, sou muito exigente e competitivo, e para esse desafio coloquei como meta ficar cinco meses sem bebida alcoólica e sem qualquer tipo de doce ou açúcar. E para você entender o tamanho da dificuldade do desafio, eu sou viciado em doce e adoro uma cervejinha. Mas desafio é desafio. Mais uma meta foi alcançada e, ao longo dos cinco meses de treinamento, nenhum tipo de bebida alcoólica e doce foi ingerido, mesmo após longos pedais de domingo, Carnaval, festas de aniversário, comemoração de aniversário de casamento, viagens, almoços e jantares – tudo zero álcool.

Vou confessar que foi muito difícil, mas eu tinha apenas uma coisa na cabeça: completar bem um *Ironman full*. Após completar a prova, fiz uma reflexão: poderia ter completado a prova comendo açúcar e bebendo álcool normalmente? Creio que sim, mas a mente de esportista e competidor falou mais alto e eu decidi que estaria melhor fisicamente se cortasse esses dois elementos. E assim foi e deu certo!

Vários *insights* eu tirei desse esporte, da rotina, dos treinos sozinho e das abdicações que eu tive que fazer. Serei eternamente grato por ter tido essa experiência no mundo do triatlo. Alguns esforços sobrenaturais, e que hoje fico apenas rindo e chocado com o tanto de loucura que fui capaz de fazer. Entre essas loucuras, qual você não faria?

Acordar às 3h30 da manhã, de segunda a sexta-feira, durante um ano e meio? Ir para uma chácara no Carnaval, não beber durante todos os dias e ainda sair às 4 horas da manhã no meio do mato para treinar na cidade e voltar em seguida?

Ficar praticamente cinco meses sem condições físicas para brincar com seu filho e dar a atenção que sua esposa e família merecem? Ficar cinco meses sem bebida alcoólica, doces e açúcares?

Viajar com amigos e filho por três dias, sendo que a turma toda adora uma cervejinha, você não está bebendo e, ao final da viagem, chegar em casa cansado no domingo e ainda ter que nadar quatro mil metros?

Comemorar aniversário de casamento num belíssimo hotel particular por dois dias, com a esposa, e nem sequer tomar uma taça de vinho e comer uma fatia de bolo?

E aí? Qual dessas abdicações seria mais fácil para você?

Vale lembrar que essa meta era pessoal e, para minha característica, isso foi muito além do que eu achava que conseguiria fazer. Certamente, furar alguma vez a meta não teria feito diferença no meu resultado, apenas no meu psicológico. Mas se me propus a fazer, que fizesse por completo!

No próximo capítulo contarei em detalhes como foi a prova do *Ironman*. Até já!

NOTA: uns choram e outros vendem lenços.

TREINO 7

NOSSOS FEITOS JAMAIS SERÃO APAGADOS.

▷▷▷▷▷▷▷▷▷▷▷

TREINO INICIANTE

- Aqueça seu corpo por três minutos realizando o exercício da figura 1.
- Com a ajuda de um cronômetro, execute o exercício de acordo com a figura A por 30 segundos e descanse por 30 segundos. Em seguida, passe para o próximo exercício, figura B, e assim por diante.
- Seu treino deve ter a duração máxima de 18 minutos.
- Faça 6 exercícios, repetindo cada exercício apenas três vezes.

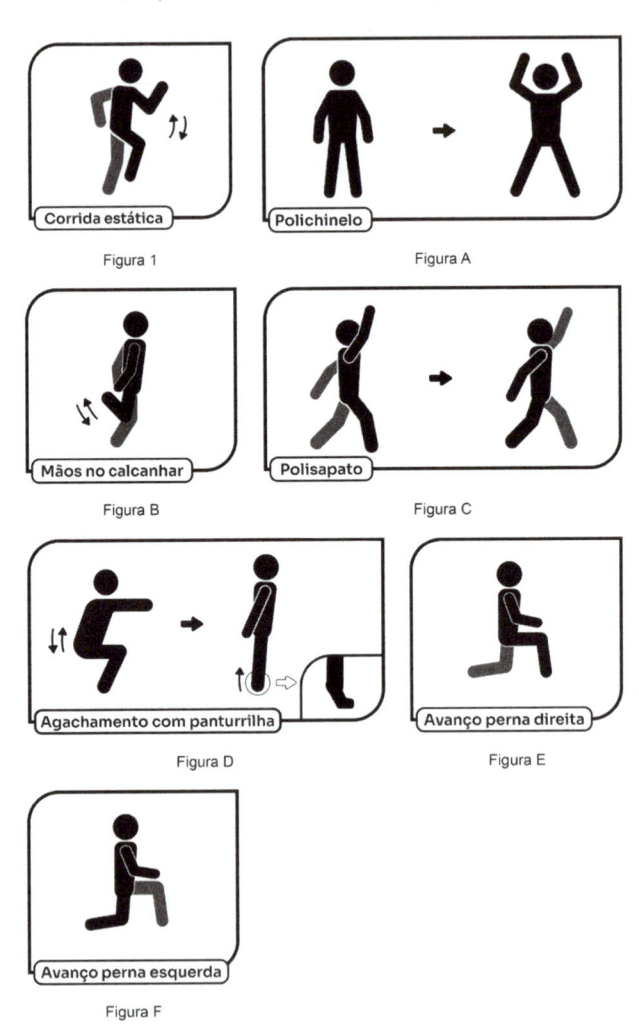

Corrida estática — Figura 1

Polichinelo — Figura A

Mãos no calcanhar — Figura B

Polisapato — Figura C

Agachamento com panturrilha — Figura D

Avanço perna direita — Figura E

Avanço perna esquerda — Figura F

TREINO INTERMEDIÁRIO

- Aqueça seu corpo por três minutos realizando o exercício da figura 1.
- Com a ajuda de um cronômetro, execute o exercício de acordo com a figura A por 40 segundos e descanse por 20 segundos. Em seguida, passe para o próximo exercício, figura B, e assim por diante.
- Seu treino deve ter a duração máxima de 24 minutos.
- Faça 8 exercícios, repetindo cada exercício apenas três vezes.

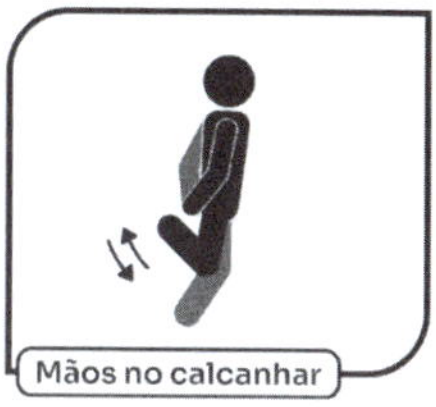

Figura 1 — Mãos no calcanhar

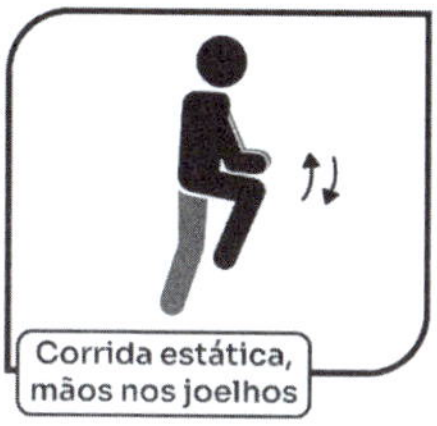

Figura A — Corrida estática, mãos nos joelhos

Figura B — Sprawl (Sem flexão)

Figura C — Agachamento lateral, perna direita

Figura D — Agachamento lateral, perna esquerda

Figura E — Avanço perna direita

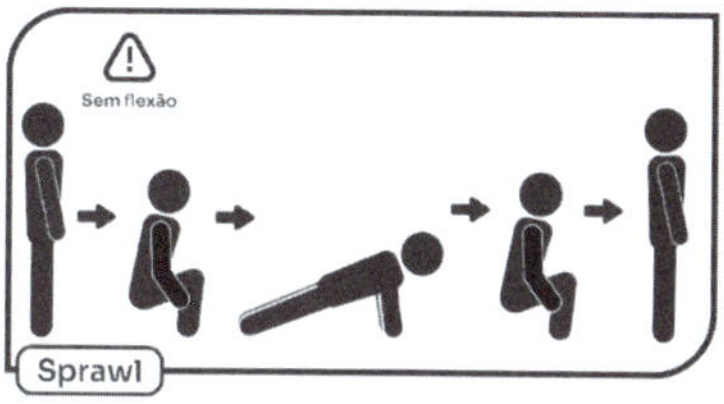

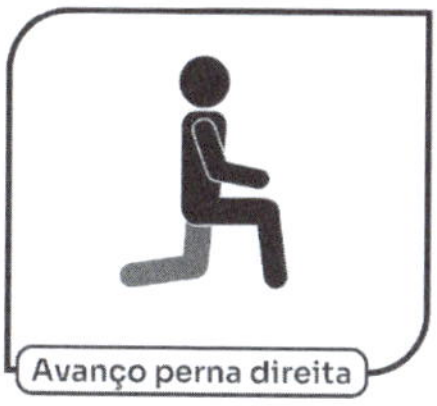

Figura F — Avanço perna esquerda

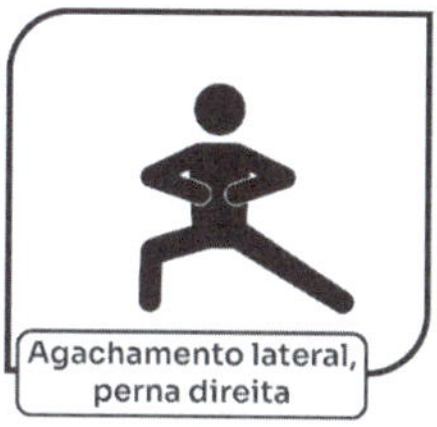

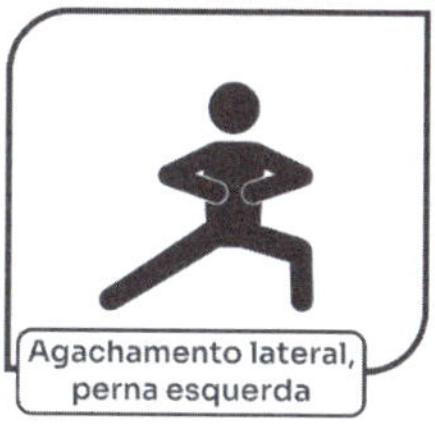

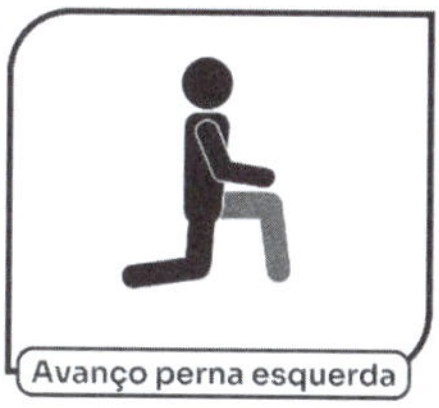

Figura G — Polichinelo

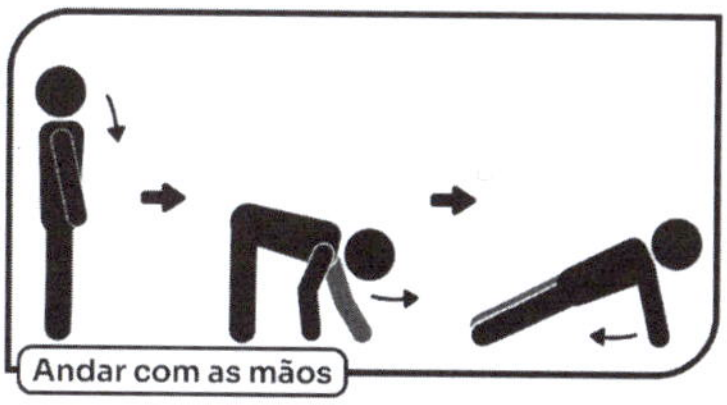

Figura H — Andar com as mãos

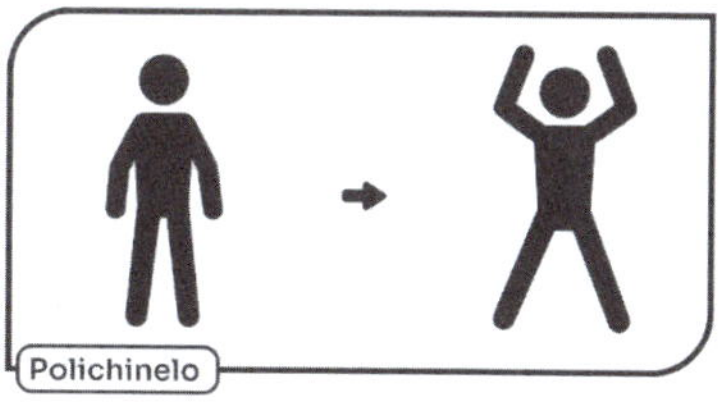

TREINO AVANÇADO

- Aqueça seu corpo por três minutos realizando o exercício da figura 1.
- Com a ajuda de um cronômetro, execute o exercício de acordo com a figura A por 50 segundos e descanse por 10 segundos. Em seguida, passe para o próximo exercício, figura B, e assim por diante.
- Seu treino deve ter a duração máxima de 30 minutos.
- Faça 10 exercícios, repetindo cada exercício apenas três vezes.

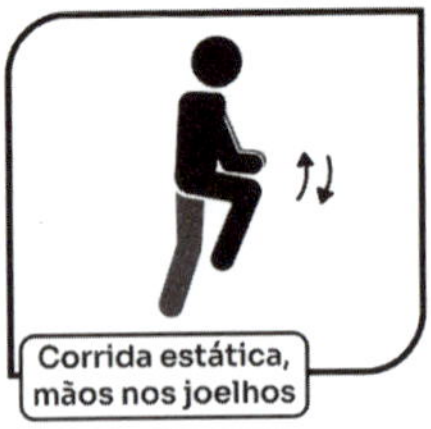

Corrida estática, mãos nos joelhos
Figura 1

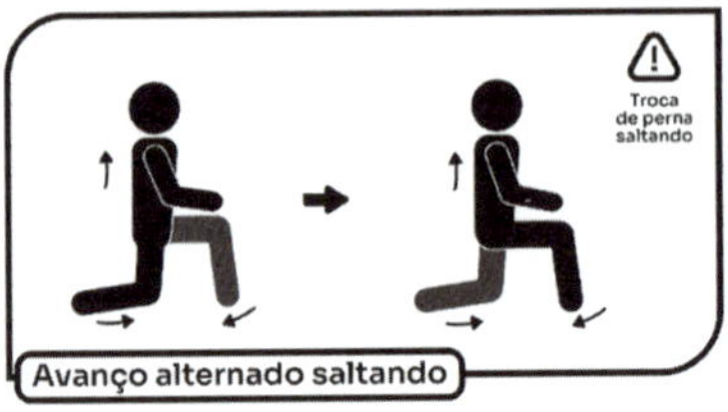

Avanço alternado saltando (Troca de perna saltando)
Figura A

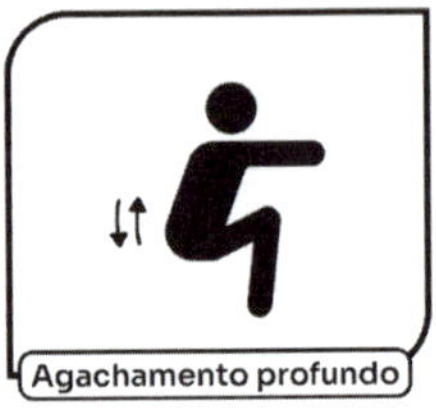

Agachamento profundo
Figura B

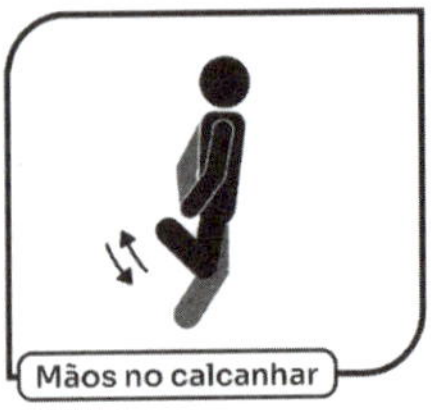

Mãos no calcanhar
Figura C

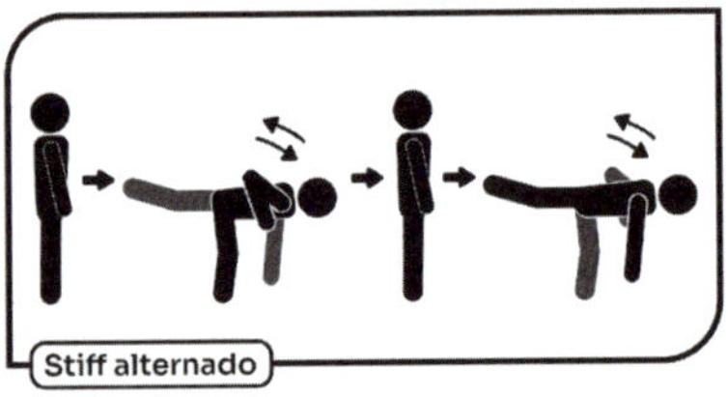

Stiff alternado
Figura D

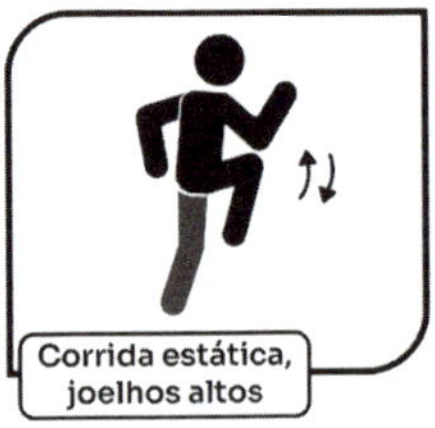

Corrida estática, joelhos altos
Figura E

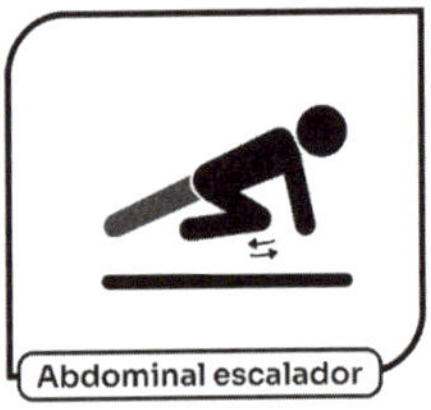

Abdominal escalador
Figura F

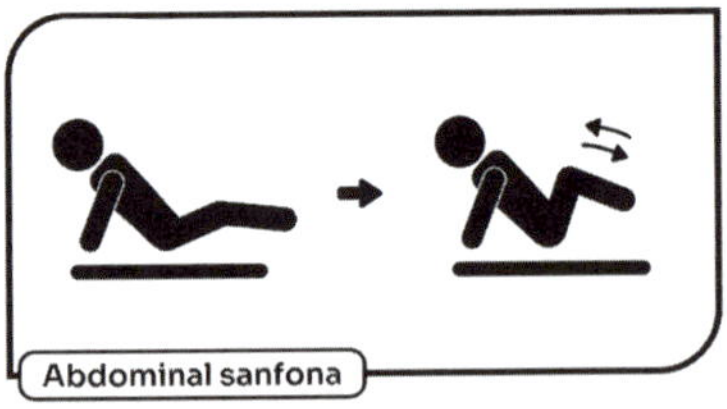

Abdominal sanfona
Figura G

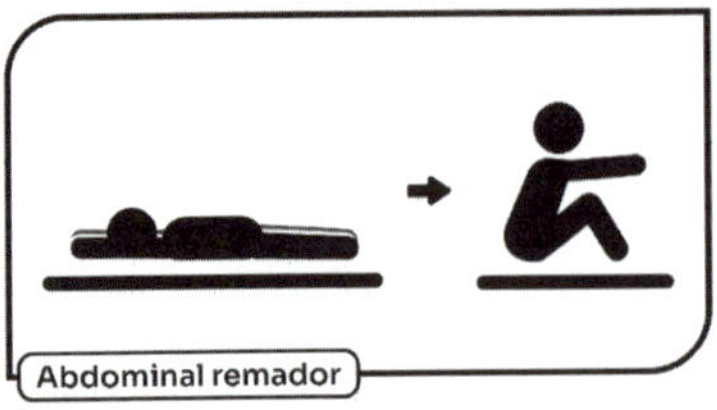

Abdominal remador
Figura H

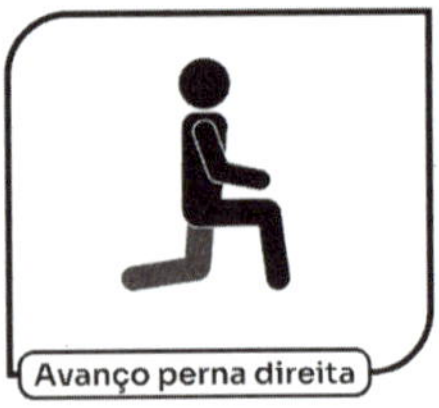

Avanço perna direita
Figura I

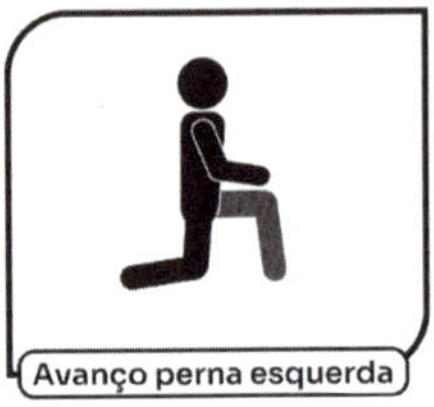

Avanço perna esquerda
Figura J

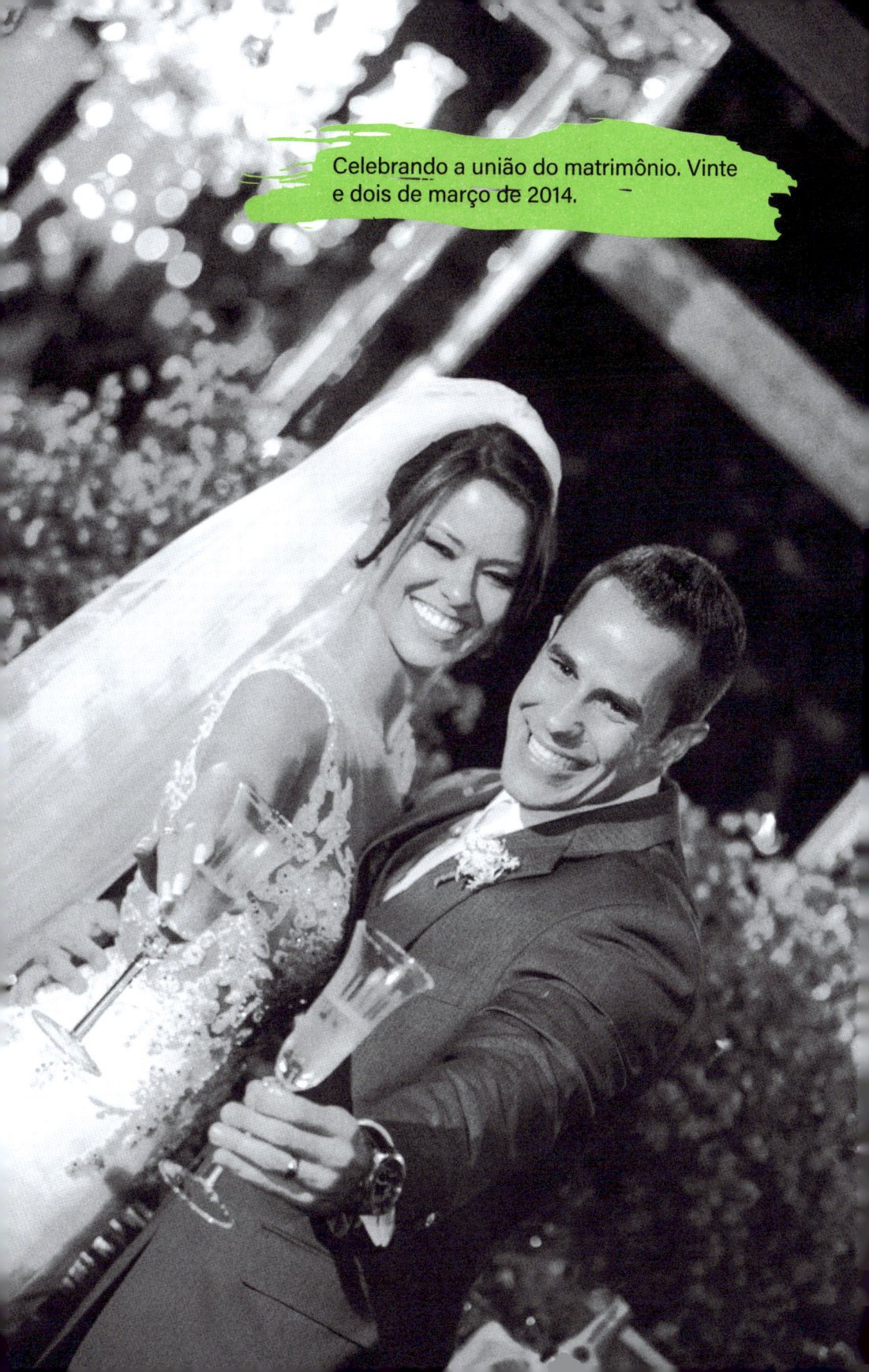

Celebrando a união do matrimônio. Vinte e dois de março de 2014.

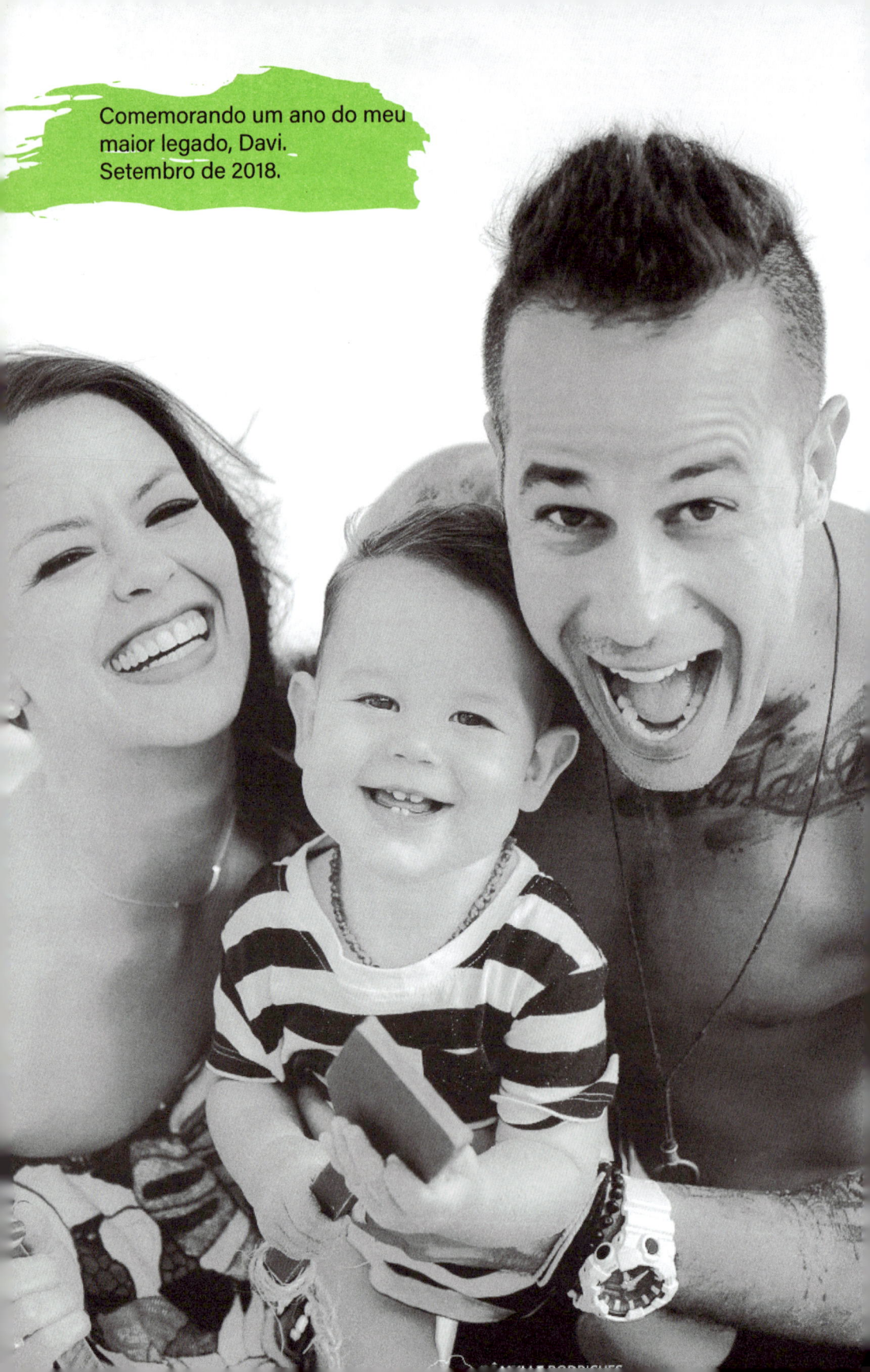

Comemorando um ano do meu maior legado, Davi. Setembro de 2018.

Capítulo 8

O PAI DE FAMÍLIA, IRONMAN DA VIDA REAL REALIZANDO SONHOS

Faça o que tem de ser feito, sem negociação.

Sempre quis ser pai, porém nunca um *Ironman*. A vontade de ser pai desde sempre veio, possivelmente, pelo fato de não ter sido criado pelo meu pai. Como já mencionado no primeiro capítulo, minha mãe se separou quando eu tinha apenas três meses de idade. Por não ter tido boas referências de padrastos, acho que a vontade veio da junção desses fatores. A vontade de deixar um legado, de ter a experiência única de ver o milagre do nascimento, de saber que existe um ser que é sangue do meu sangue e poder realizar tudo que não tive com o meu pai também fizeram com que essa vontade estivesse sempre comigo.

Aos 25 anos, eu me casei e já tinha um lar para cuidar. Quiseram o destino e a vida que não continuássemos juntos, e após um ano e meio de casados nós nos separamos e tocamos nossas vidas para outros caminhos. Após a separação, realizei um sonho antigo, que era morar fora do Brasil. Na época em que os meus amigos de infância foram meus pais não tinham condições financeiras para custear um intercâmbio, e esse meu sonho ficou guardado em mim. Como não sou de levar nada para o caixão e sonhos não realizados são apenas sonhos, em 2011 fui para San Diego (Califórnia) para morar por três meses e realizar esse sonho antigo. A grande diferença foi que eu paguei toda a viagem com meu dinheiro, tudo! Quer realização melhor do que essa? Devo ter gastado bem uns R$ 50 mil, e faria tudo de novo sem pensar duas vezes!

Na Califórnia foram três meses vivendo intensamente todos os dias, sem passar vontade e não deixando de fazer nada. Fazia o que desse na telha. Como eu era o mais velho da turma, acabei me tornando um líder e conhecendo pessoas do mundo todo, que trago comigo até os dias atuais. Experiência maravilhosa que indico a todos os pais que tenham condições de proporcioná-la aos filhos, ou até mesmo aos adultos que tenham condições de ir.

Imaginem as situações que passei por lá nesses três meses... O curso de inglês em si não era nem de perto o meu principal objetivo, e após oito semanas de curso, quando fui pegar o certificado, a responsável me disse que eu não obtive o número mínimo de presença nas aulas (*risos*). Tive que limpar minha privada, que inundou o banheiro de cocô; nem o nome do desentupidor de vaso, em inglês, eu sabia falar, mas tive que colocar a mão na massa e limpar. Lembro-me como se fosse ontem: eu ligando o som, colocando Zeca Pagodinho e limpando todo aquele cocô, cantando, feliz por estar ali. Tive que aprender a cozinhar. Fomos a Tijuana conhecer a cidade e ficamos até de madrugada na balada; na volta, um amigo teve que ir, às 5 horas da manhã, após a balada de Tijuana, até San Diego, para pegar o meu visto, que eu tinha esquecido no hotel. Caso não conseguisse, eu ficaria detido na imigração americana ou seria deportado para o México sem o meu visto americano. Não vou contar para você que eu estava meio bêbado e ficava falando, na sala em que estávamos detidos, para alguns argentinos que estavam na mesma situação, que eu tinha uma bomba na cueca e que iria explodir tudo. Coitado dos argentinos (*risos*). Sem contar quando fomos juntos, eu e mais três amigos, de San Diego para Santa Mônica, com um carro alugado, e na estrada um policial à paisana nos parou e prendeu o motorista, que estava dirigindo em alta velocidade, além de ter ingerido bebida alcoólica. Meu Deus, quanta loucura! Fomos parar numa cidade no meio do nada, chamada Thousand Oaks, sem o carro alugado, com um amigo levado pela polícia e sem saber o que aconteceria nas próximas horas com ele.

Andar de skate e chutar as portas dos vizinhos no corredor do hotel era de praxe. O ato de chegar da balada e ficar andando de sunga no meio do hotel dos gringos às 7 horas deixava todos achando que eu era maluco. Era?

Bom, foram muitos e muitos aprendizados e histórias que estão até hoje na minha memória. Viraram até livro, né?! Permanecem comigo e me fazem evoluir como pessoa e dar muito mais valor à família, aos amigos e ao meu país. E poder dizer que tudo que eu quis realizar até os dias atuais, eu realizei!

Quando fiz meu intercâmbio em 2011, já estava me relacionando com minha atual esposa. Na época, ela entendeu perfeitamente que eu precisava realizar esse sonho para que, no futuro, não ficasse com isso entalado na garganta ou frustrado por não ter feito. Minha vontade era ficar seis meses, mas como nós sabíamos que ficaríamos juntos e tínhamos um lindo futuro pela frente, entramos num acordo para que eu ficasse apenas três meses.

Realmente, quando conheci minha esposa, Fabiana, e demos o primeiro beijo, senti na hora que seria ela a mãe do meu filho e minha companheira de vida. Que beijo, uma sintonia divina inexplicável. Naquele momento tive certeza que esse seria o nosso futuro, já pressenti a nossa eterna união; nada nem ninguém nos impediria de ficarmos juntos, de sermos um só!

Eu achei o que estava procurando, achei o que faltava para minha felicidade completa, achei a minha metade. Uma pessoa ímpar, com um coração do tamanho do mundo, incapaz de fazer mal a alguém.

Em novembro de 2011, voltei de San Diego, vivo, e logo em seguida começamos a namorar. O pedido de namoro foi a 35 mil pés de altura. Quanto romantismo!

Com apenas três meses de namoro decidimos morar juntos e fazer diferente do roteiro tradicional dos relacionamentos, em que as pessoas namoram, ficam noivas e, por fim, se casam. Nós não tínhamos dúvida de que nossa união daria certo e decidimos morar juntos antes de nos casarmos!

Noivamos e nos casamos; fizemos várias viagens, foram muitos momentos, festas, aprendizados e novos amigos, e após seis anos decidimos ter nosso filho, Davi. Experiência que eu desejo que todos possam ter na vida, pois é surreal e inexplicável. Ser pai é algo que transcende a vida, e desde a gestação, que eu tive o prazer de acompanhar cada passo, cada ida ao médico e todas as etapas do meu filho, que nasceu perfeito e a minha cara, eu tinha a certeza de que seria um paizão. Aconselho você, que tem ou terá essa experiência: faça valer a pena e seja um herói para seu filho. Acompanhe todas as etapas, isso fará a diferença na vida dele!

Como mencionado neste capítulo, ser pai era meu grande sonho e meta pessoal. Nascemos com alguns sonhos e outros aparecem em nossas vidas. Realizar um *Ironman* nunca foi meu sonho nem objetivo de vida, mas, felizmente, a pandemia me trouxe esse novo desafio, e agora eu vou contar como foi essa outra experiência maluca.

Numa conversa informal com um aluno da academia onde trabalhava e que já era triatleta, perguntei quanto tempo de treino levaria para uma pessoa ativa conseguir realizar um meio e um *full Ironman*. A resposta foi que, se treinasse direitinho de seis meses a um ano, eu conseguiria fazer. Durante um ano, praticamente, fui me preparando para esse desafio. Naturalmente, a vida mudou por completo. Parei de beber e comer açúcar por cinco meses, tinha uma jornada extremamente corrida ao longo da semana, que se repetia de domingo a domingo, abdiquei de muitas coisas. Eu e minha esposa tivemos que fazer um acordo, pois ela ficou muito sobrecarregada também.

Quando digo que ser atleta amador não é fácil não estou mentindo. Senti na pele essa emoção. Eu sabia que o dia da prova seria apenas a cereja do bolo e que o mais complicado era a jornada até lá, pois conciliar três treinos no dia, trabalho, família e social era trabalho duro. Para isso, eu teria que ativar o modo turbo da disciplina.

A rotina de treinos, já contada anteriormente, foi seguida à risca para que eu conseguisse fazer a prova no tempo que eu imaginava e queria. Doce ilusão!

Como você já sabe, sou extremamente competitivo, mas não sou atleta profissional nem vivo do esporte. Porém, quando me proponho a fazer algo, exijo o máximo de mim e faço para valer, às vezes sendo até chato; mas sou competitivo e serei assim sempre que puder. Creio que foi por ter esse perfil que conquistei grande parte dos meus objetivos. Um período antes da prova tinha estipulado realizá-la em doze horas, haja vista que pelo meu rendimento nos treinos, simulados e provas mais curtas, seria um bom tempo e acessível para quem estava fazendo pela primeira vez, com apenas um ano e meio de treino. Foquei nesse tempo e mantive os treinos a todo vapor. Tudo estava perfeitamente encaixado: treinos, alimentação, espírito. Um mês antes da prova tive uma lesão crônica na panturrilha esquerda, que não me permitiu correr mais e, infelizmente, não pude fazer os treinos mais duros de corrida, os treinos que iriam me calejar para completar os últimos 42 km de prova. No último mês antes da prova, deixei de fazer os treinos de 25, 30, 32 e 35 km. Isso era, e foi, fundamental para o meu rendimento na prova.

Então a ansiedade e o medo tomaram conta de mim. Estava tudo certo, porém não devemos nos esquecer de que os nossos planos não são os planos de Deus, e quem determina o que vai acontecer ou não é Ele.

Comecei uma corrida contra o tempo, e o foco era tratar a lesão com excelentes amigos especialistas, que me ajudaram muito. Em vez da corrida, eu fazia *transport* (aparelho aeróbico que simula uma corrida). Ainda bem que a lesão não me incomodava na natação nem na *bike*. Tive que recorrer a um psicólogo esportivo até, um tio meu, para entender e assimilar que minha meta não era o tempo em si e, sim, apenas finalizar a prova.

Malas prontas, partiu Florianópolis para mais um grande desafio pessoal! Detalhe: só saberia na hora da corrida se eu conseguiria correr.

Na natação passei pela pior experiência da minha vida. Tive uma reação alérgica causada por água-viva e fiquei com braços, tronco e pescoço empolados e pinicando. Vi atletas desistindo logo no início da prova e voltando de jet-ski com o resgate; uma forte chuva e vento contra dificultaram demais a visibilidade e o nado, e eu só pedia a Deus que me permitisse sair do mar o mais rápido possível. Para minha surpresa, fiz o tempo dentro do planejado, 1h15, os 3,8 km de natação.

No pedal, eu estava em casa, já que essa é a minha modalidade preferida e havia feito um treino de três horas debaixo de chuva. Como estava inseguro para a corrida, tentei ao máximo segurar a energia e a musculatura para correr. Chuva forte, muito vento e frio dificultaram também, mas saiu dentro do planejado, com total de 6h08 os 180 km de pedal.

Última transição e ali começaria, de fato, a prova para mim. Inseguro do que poderia acontecer com minha lesão e um mês sem correr, comecei num ritmo bem leve, 5.40 o *peace* (ritmo), testando a pisada, sentindo o corpo e, até então, muito feliz por saber que eu estava conseguindo correr. Porém a falta de treino específico de corrida e o hábito fizeram com que o corpo e as pernas sentissem dificuldades após 5 km; faltavam só mais 37 km. Aí começou a maior guerra de superação da minha vida. Meu joelho esquerdo começou a inchar, minha lombar começou a doer e a musculatura das pernas começou a dar sinais de fadiga. Ritmo caindo a partir de 10 km para 6, 6.30, 6.40, mas não estava cansado, pelo contrário, minha frequência cardíaca estava baixa e percebi que não era cansaço físico e, sim, muscular.

Saindo para a segunda volta de 10 km (são quatro voltas de 10 km e mais uns 2 km e pouco até a chegada), os dois joelhos incharam e eu já não conseguia mais dobrar as pernas. Os tornozelos estavam duros e os músculos do quadril começaram a travar. Nos 15 km, meu *peace* foi para 8.30, e a cada parada era um sacrifício para conseguir voltar a correr. Quando cheguei aos 21 km, eu já não sabia se estava caminhando, trotando ou me rastejando, já que alguns atletas passavam por mim caminhando. Encontrei minha esposa no meio do percurso, comecei a chorar e fiquei muito emocionado, pois estava com muita dor e ainda faltava mais uma meia-maratona (21 km).

Minha esposa pegou o telefone celular e ligou para todos os meus amigos e familiares, que estavam preocupados, pois o meu chip do GPS não estava funcionando no aplicativo da prova. Quem estava acompanhando pelo aplicativo achou que eu tinha abandonado a prova. Quando encontrei minha esposa nos 21 km, recebi ligações e incentivos de amigos; aí minha energia e minha superação falaram mais alto. Depois de tanto sacrifício, tantos meses de preparação, abdicando de várias coisas, eu iria até o meu limite máximo para completar a prova.

Dos 30 km em diante eu não vi nem pensava em mais nada. Larguei às sete horas da manhã e já eram nove horas da noite, quase ninguém na rua, e meu corpo estava anestesiado. Foi aí, então, que eu resolvi não mais parar, coloquei um ritmo de 8.0 e fui até o final assim.

    A glória de completar um *Ironman* estava a poucos metros e o choro foi incontrolável. Após 13 horas e 47 minutos, eu completei a prova. O grito para extravasar foi natural e o mais forte da minha vida.

Levarei comigo para o resto da minha vida todos os aprendizados dessa curta jornada de triatleta e sei que eu nunca mais serei o mesmo.

NOTA: a dor é passageira, mas a glória é eterna.

TREINO 8

INSISTA, PERSISTA E NÃO DESISTA!

TREINO INICIANTE

- Aqueça seu corpo por três minutos realizando o exercício da figura 1.
- Com a ajuda de um cronômetro, execute o exercício de acordo com a figura A por 30 segundos e descanse por 30 segundos. Em seguida, passe para o próximo exercício, figura B, e assim por diante.
- Seu treino deve ter a duração máxima de 21 minutos.
- Faça 7 exercícios, repetindo cada exercício apenas três vezes.

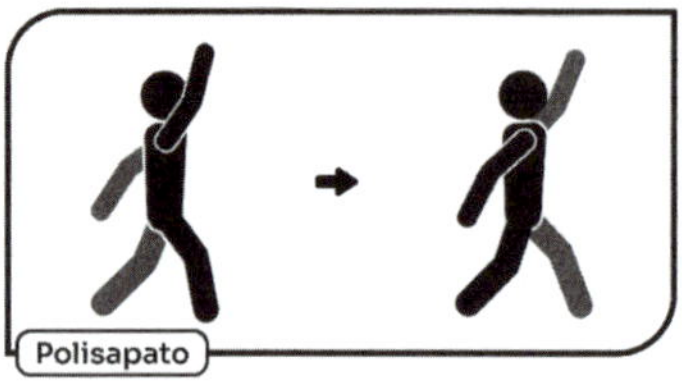

Polisapato
Figura 1

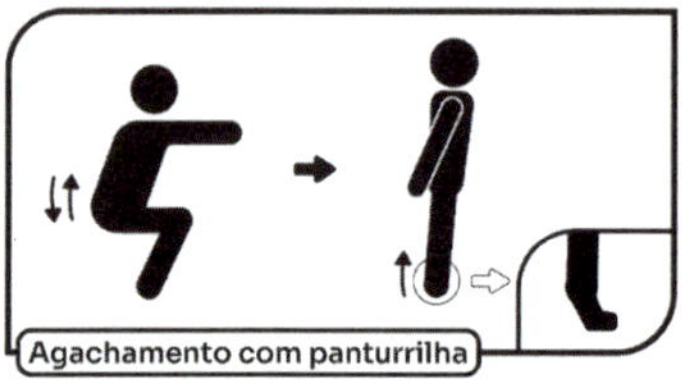

Agachamento com panturrilha
Figura A

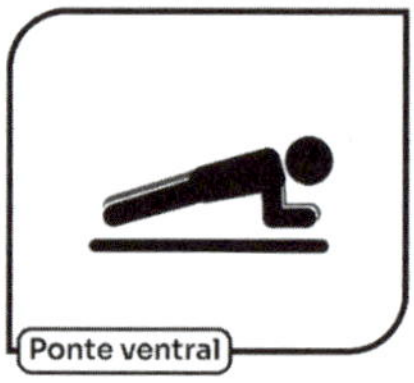

Ponte ventral
Figura B

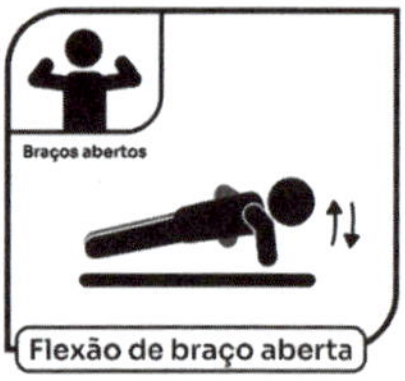

Flexão de braço aberta
Figura C

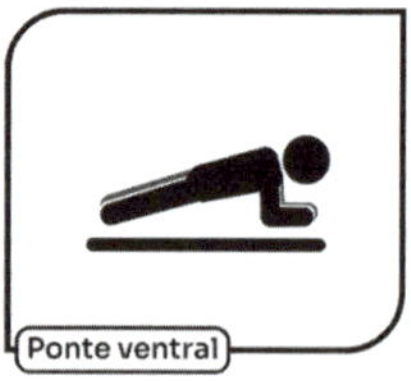

Ponte ventral
Figura D

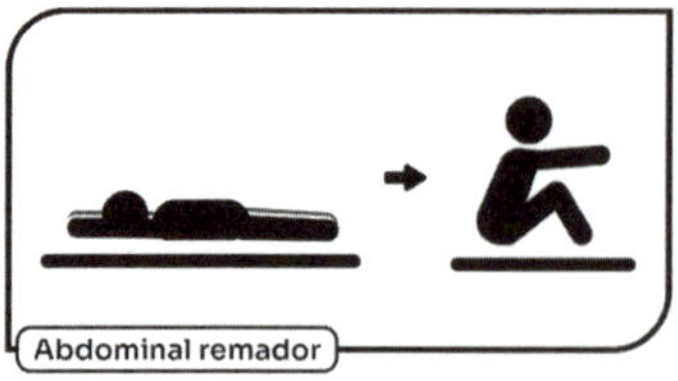

Abdominal remador
Figura E

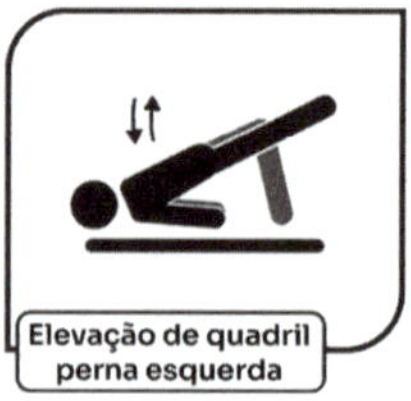

Elevação de quadril perna esquerda
Figura F

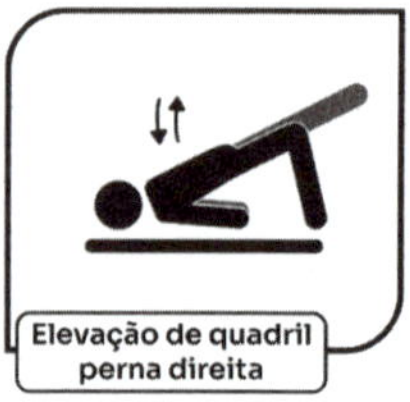

Elevação de quadril perna direita
Figura G

TREINO INTERMEDIÁRIO

- Aqueça seu corpo por três minutos realizando o exercício da figura 1.
- Com a ajuda de um cronômetro, execute o exercício de acordo com a figura A por 40 segundos e descanse por 20 segundos. Em seguida, passe para o próximo exercício, figura B, e assim por diante.
- Seu treino deve ter a duração máxima de 27 minutos.
- Faça 9 exercícios, repetindo cada exercício apenas três vezes.

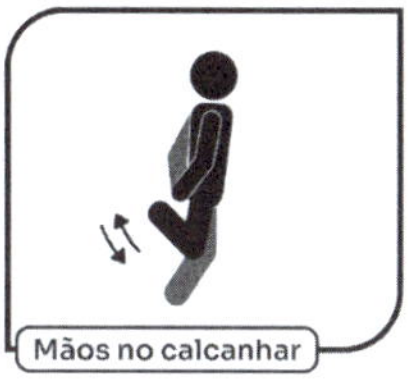

Figura 1 — Mãos no calcanhar

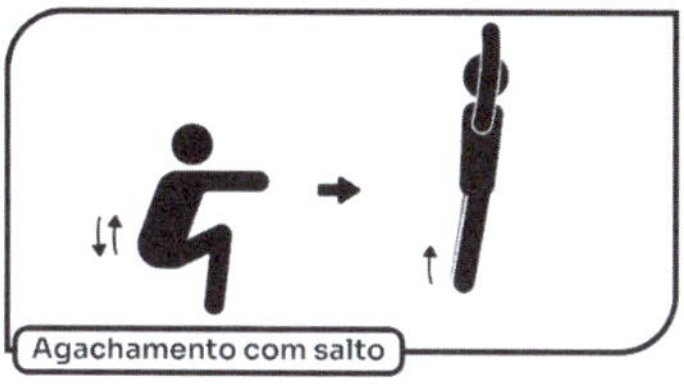

Figura A — Agachamento com salto

Figura B — Ponte alta (toca mão direita no ombro esquerdo, toca mão esquerda no ombro direito)

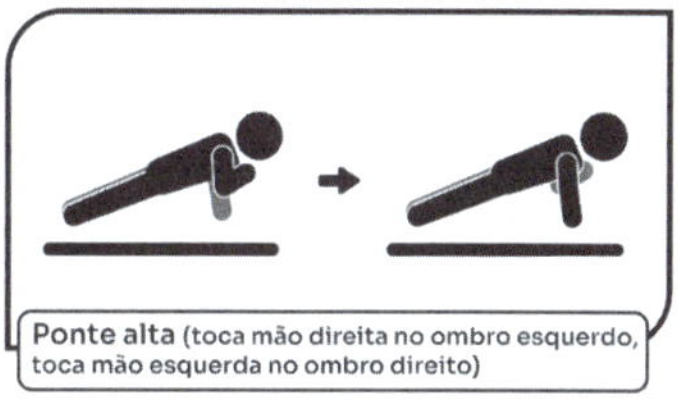

Figura C — Agachamento abre e fecha perna, tocando no chão

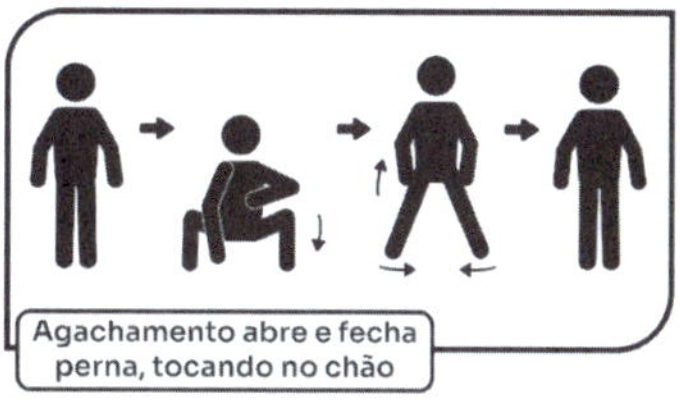

Figura D — Ponte ventral, abre e fecha perna

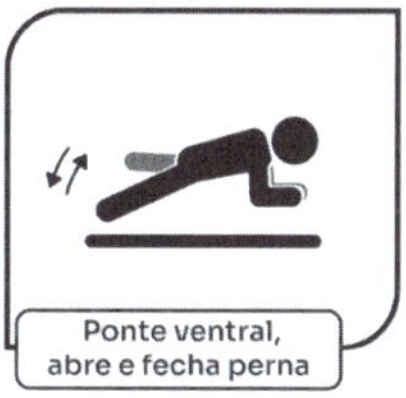

Figura E — Flexão de braço aberta e fechada (Alterna entre braço aberto e braço fechado)

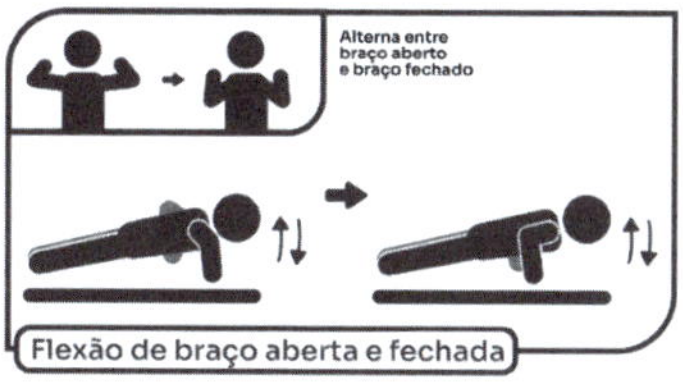

Figura F — Abdominal canivete

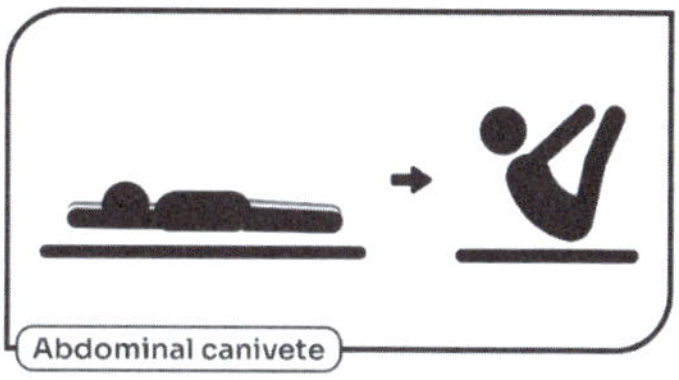

Figura G — Elevação de quadril perna esquerda

Figura H — Elevação de quadril perna direita

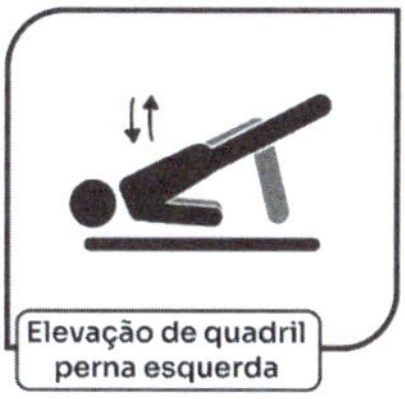

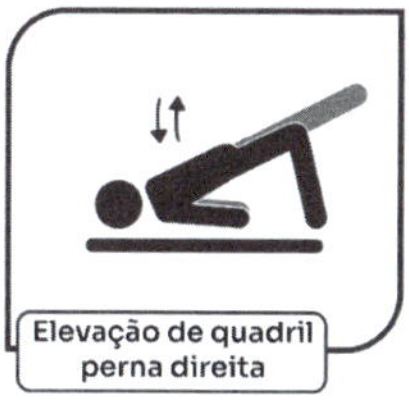

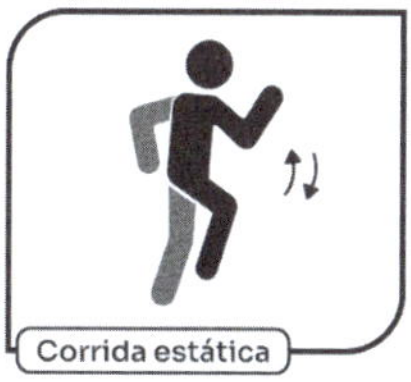

Figura I — Corrida estática

TREINO AVANÇADO

- Aqueça seu corpo por três minutos realizando o exercício da figura 1.
- Com a ajuda de um cronômetro, execute o exercício de acordo com a figura A por 50 segundos e descanse por 10 segundos. Em seguida, passe para o próximo exercício, figura B, e assim por diante!
- Seu treino deve ter a duração máxima de 30 minutos.
- Faça 10 exercícios, repetindo cada exercício apenas três vezes.

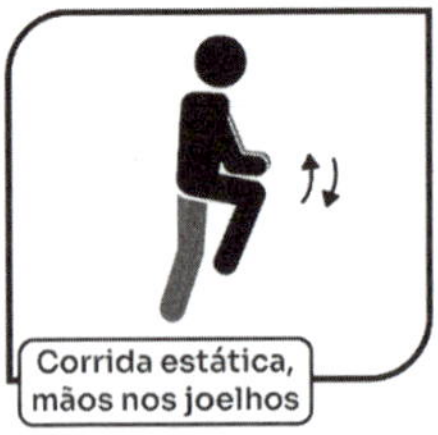

Corrida estática, mãos nos joelhos
Figura 1

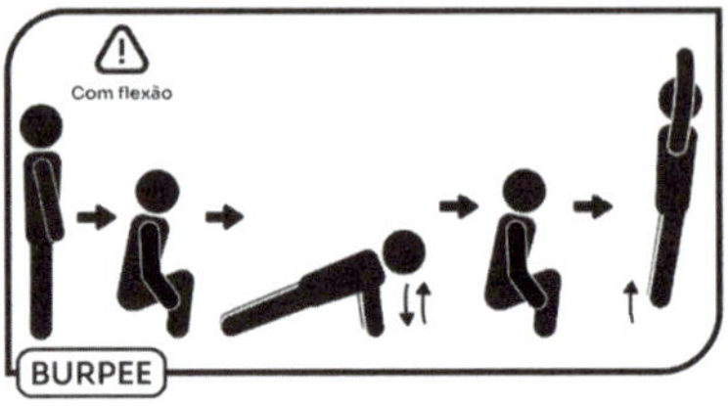

BURPEE (Com flexão)
Figura A

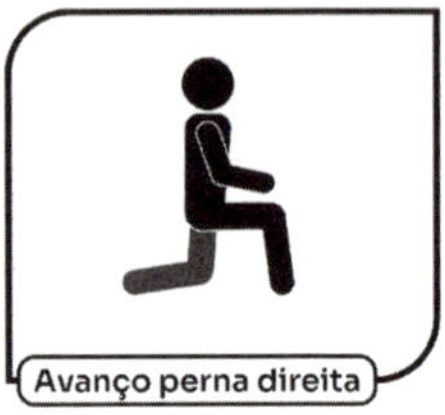

Avanço perna direita
Figura B

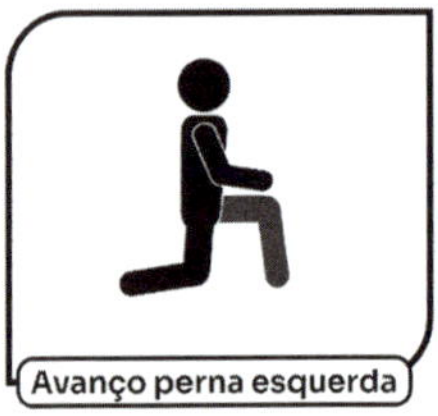

Avanço perna esquerda
Figura C

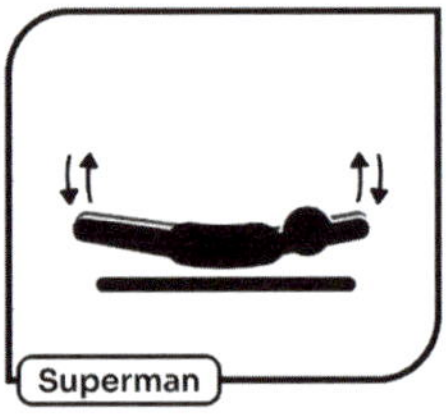

Superman
Figura D

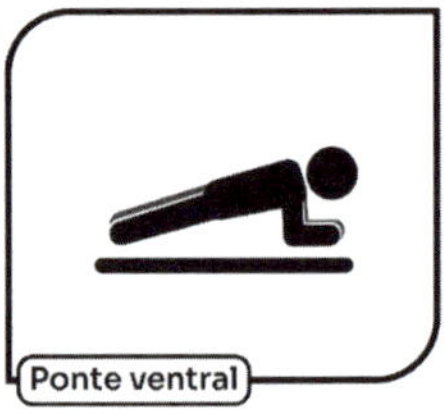

Ponte ventral
Figura E

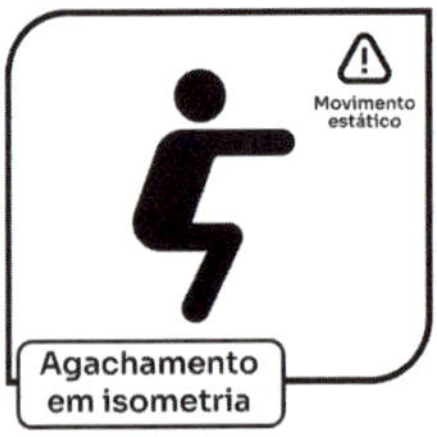

Agachamento em isometria (Movimento estático)
Figura F

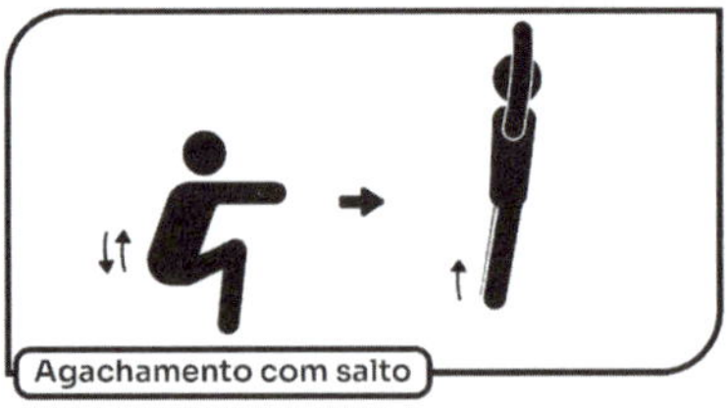

Agachamento com salto
Figura G

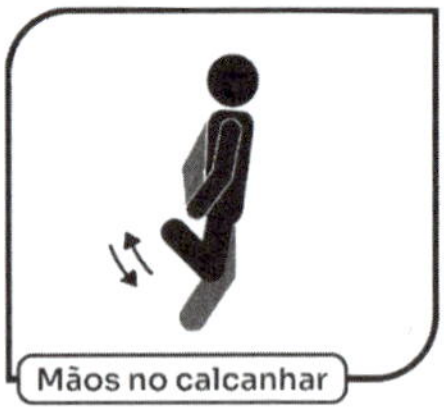

Mãos no calcanhar
Figura H

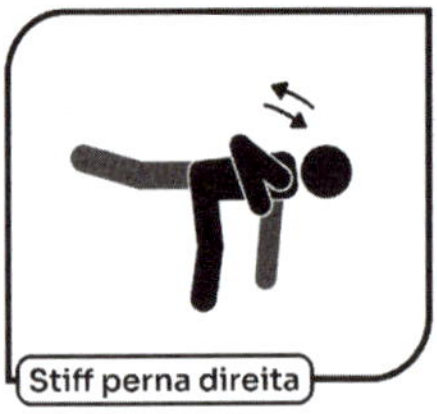

Stiff perna direita
Figura I

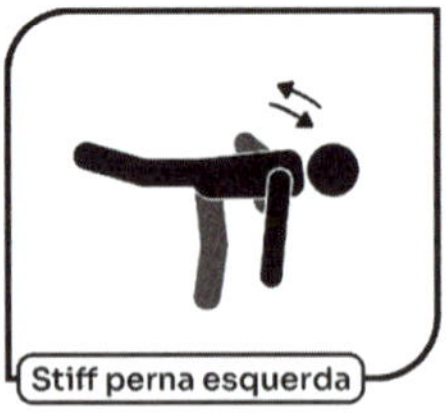

Stiff perna esquerda
Figura J

Ironman Brasil. Maio de 2022.

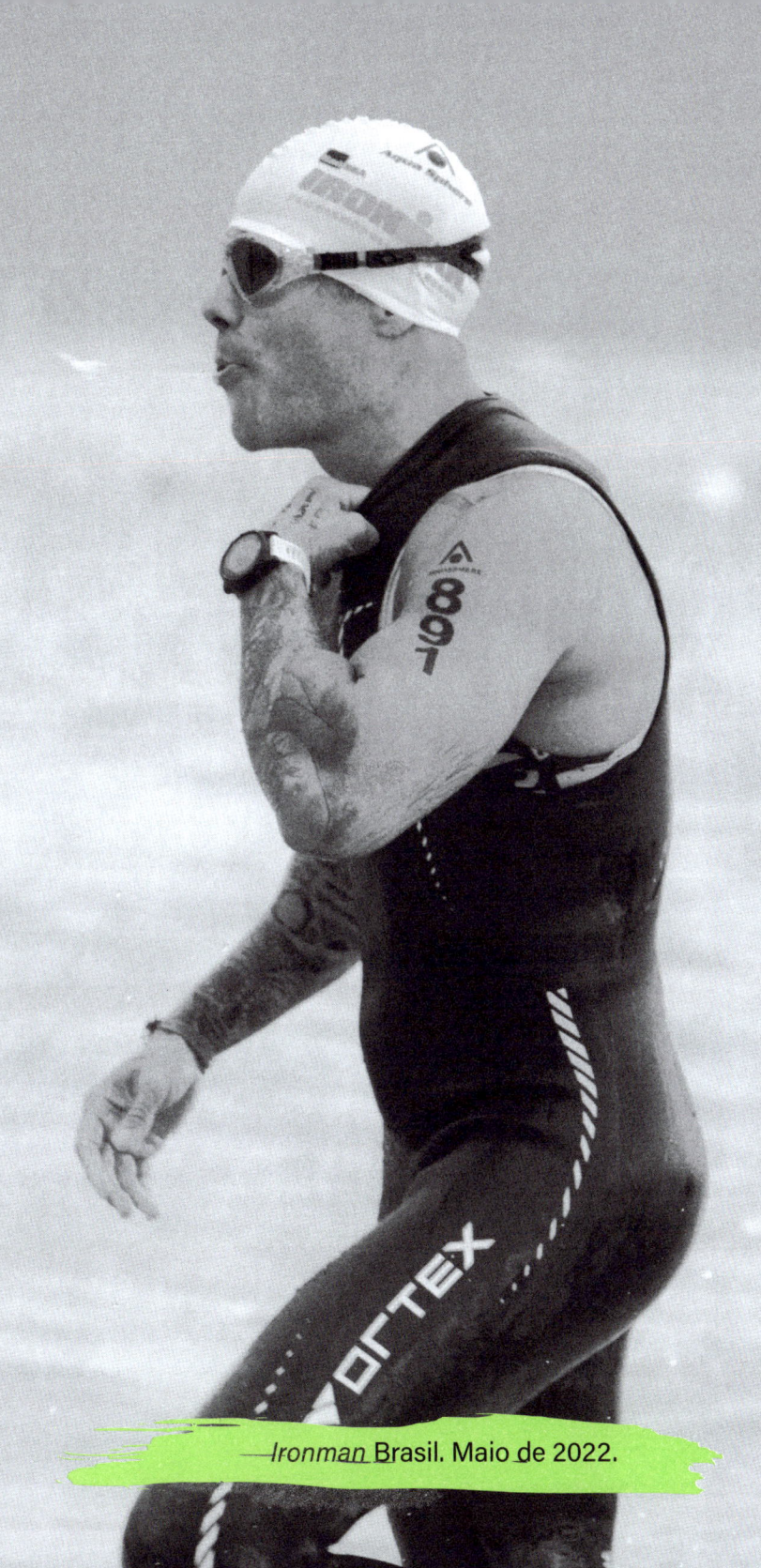

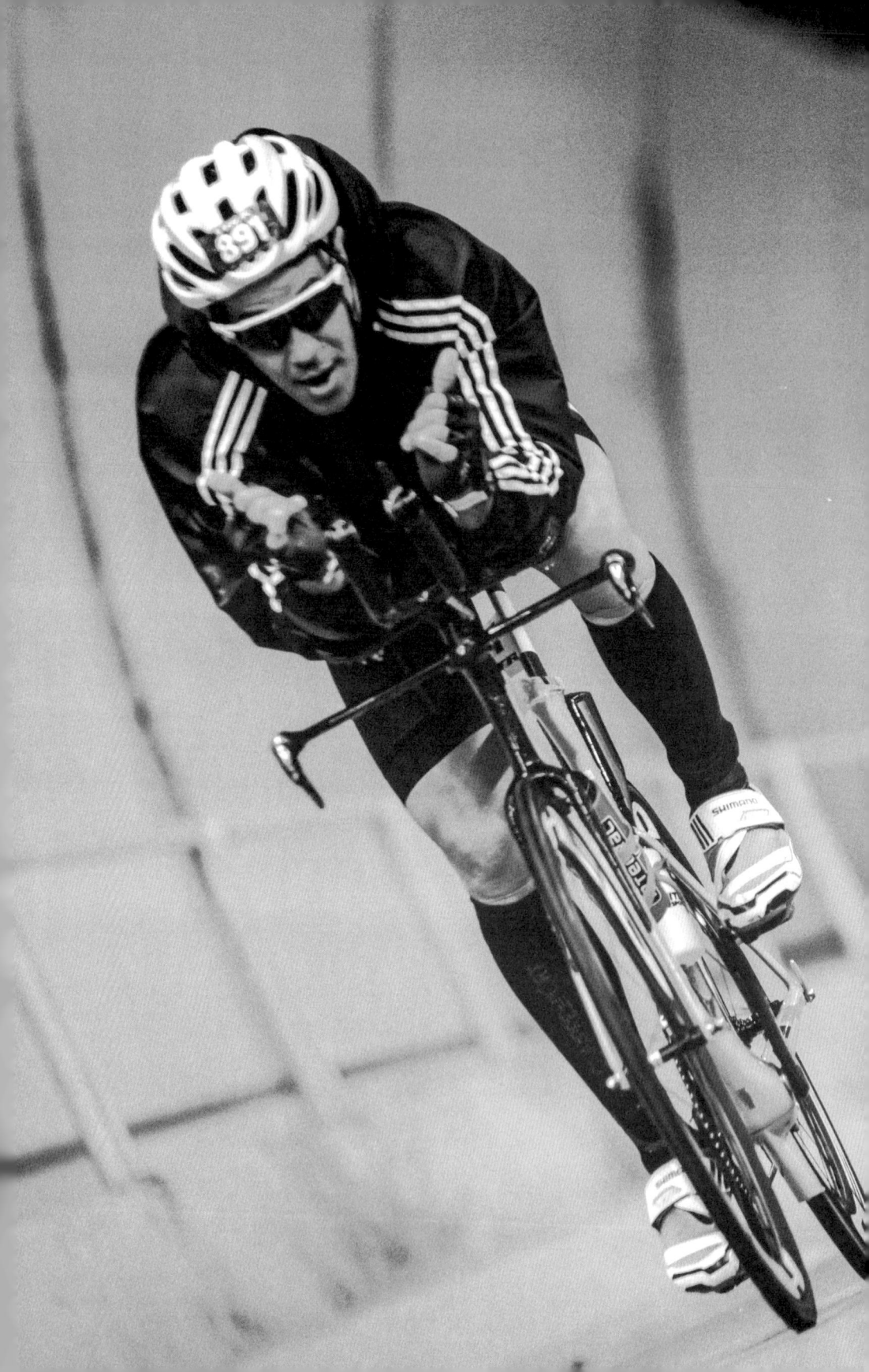

Capítulo 9

AUTOCO-
NHECIMENTO
E INSIGHTS

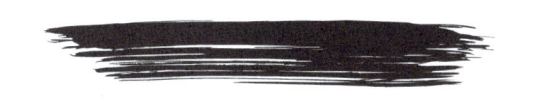

Você não é o que sonha e, sim, o que realiza.

Legado é algo – ideia, projetos, frutos, sementes – que ficará neste mundo após sua partida ou que impacta pessoas conhecidas ou desconhecidas ao longo da sua jornada. Desde a minha infância sempre tive um lado mais colaborador, afetivo, carismático e caridoso. Por mais que tenha recebido menos do que dei, no sentido afetivo, nunca deixei de retribuir e expor meus sentimentos ao próximo com respeito e amizade. Temos dois ouvidos e uma boca e devemos ouvir mais do que falar, mas, de forma alguma, deixar de falar e expor os nossos pensamentos e, principalmente, os nossos sentimentos.

Suas ações aqui na Terra serão cobradas e retribuídas aqui. Graças a Deus, por mais que eu tenha sido meio maluco e da rua, na infância, eu sempre tive a tendência para o lado do bem; às vezes era até taxado de otário ou mané. Já fui passado para trás várias vezes, mas aprendi muito com a vida e, felizmente, sempre tive tudo do bom e do melhor. Isso, inevitavelmente, trouxe muita inveja ao longo da minha vida e é assim até hoje. Falsos amigos se aproximavam e a cobiça nos bens materiais que eu tinha, no caso, brinquedos e roupas de marca, era grande. Amigos se distanciaram, pois se comparavam, viram o meu crescimento e não souberam lidar com isso. Julgamentos no trabalho, de pessoas que nem ao menos me conhecem, são frequentes, e fama de marrento ou metido por algumas pessoas do mesmo ciclo ocorrem até os dias de hoje. E você? Já passou por isso?

Com o passar dos tempos fui evoluindo, adquirindo conhecimento com muita leitura e aprendendo a lidar com essas situações, que se tornaram comuns para mim e que não me afetam mais; pelo contrário, viram combustível, pois diariamente eu passo por situações inesperadas que cada vez mais me moldam e me lapidam para me tornar ainda mais autêntico e firme na minha forma de pensar, ser e agir. Devemos agir pensando em nós e jamais nos preocupar com julgamentos de terceiros, pois a vida é muito curta para você se preocupar com o que os outros pensam de você.

Entendo que o julgamento de terceiros é exatamente o que falta neles, seja o desejo de conquistar o que você tem, seja o receio de ver você alcançar seus objetivos ou, às vezes, é só inveja mesmo, e o problema está neles. Só leva pedrada árvore que dá fruto!

Você pode estar se perguntando: será que você não é exatamente o que os outros pensam e falam? A minha resposta é: sim! Dez por cento do que acontece em nossas vidas, nós não temos controle, mas 90% do que acontece é como controlamos nossas reações. Sigo o caminho do bem, buscando viver conforme as palavras de Deus, cultivando ações e pensamentos positivos em relação a mim e ao próximo. Tenho plena consciência de que apenas Deus e o travesseiro podem me julgar. Infelizmente, não temos controle sobre as atitudes dos outros, e tudo aquilo que está além do nosso domínio não merece nosso desgaste de energia ou sentimentos. Já parou para refletir sobre a ideia de tentar controlar um avião enquanto estamos na cadeira de passageiro? É impossível, não é mesmo?

Não sou psicólogo nem especialista para lhe passar receitas e caminhos para a vida. Sou um ser humano normal, que vive a vida com leveza, felicidade e muita intensidade, e que tem uma história de vida única, única igual a sua é! Todos nós somos únicos e insubstituíveis. Não tenho o manual da vida nas mãos nem sou dono da verdade, mas uma coisa é certa: eu sou feliz, realizado e pleno!

O que funciona para fulano, às vezes não funciona para sicrano, mas se tem alguém do outro lado da ponte que diz que o caminho certo para chegar lá é o da direita e não o da esquerda, por qual caminho você vai?

Aprenda a lidar com as adversidades da vida. Elas fazem parte de toda a sua jornada para que você evolua e amadureça, basta apenas absorver da melhor forma. Ninguém está livre de momentos ruins, mas toda moeda tem dois lados, vejamos sempre o lado positivo.

Sempre que vou ao mercado observo pessoas reclamando das filas, do trabalho que dá, do tempo que leva, mas devemos agradecer por ter condições de levar comida para casa.

Quando batemos o carro, que é um fato comum, ficamos frustrados e tristes, mas quando ressignificamos nossos pensamentos, começamos a olhar a vida de outra forma, e a reflexão é: só bate o carro quem tem um. Vejo, nas redes sociais, amigos reclamando que "o dia acabou" porque o pneu do carro furou. Só tem pneu furado quem tem carro! Olhando ainda mais além, pode ser que essa batida ou um pneu furado tenha parado a pessoa para que algo pior não acontecesse mais à frente.

Uma demissão pode ser a abertura para novas e melhores oportunidades, pois se você continuasse naquele emprego elas não aconteceriam. O término precoce de um relacionamento pode ser a janela para o verdadeiro amor da sua vida!

Citei exemplos do cotidiano, mas que muitas pessoas ainda não sabem como lidar ou mesmo se mantêm presas a eles, o que impede o desenvolvimento da vida e o fechamento de ciclos. Quantos casos conhecemos de amigos ou pessoas próximas que passam o tempo todo reclamando e, consequentemente, percebemos que suas vidas não avançam? Certamente são muitos, concorda?

Tenho uma filosofia de vida que vai muito além da ideia de "ter"; prefiro "ser". A cada manhã, quando você tem a felicidade de se levantar, já é motivo suficiente para ser grato; ter os cinco sentidos funcionando normalmente, uma cama para dormir, comida em casa, roupa para se vestir, uma família, trabalho e oportunidades, aí o agradecimento deve ser em dobro. Sempre acordei muito cedo. No meu despertador está escrito: SEM NEGOCIAÇÃO.

Costumo fazer um ritual diário pela manhã, que consiste em abrir os olhos e agradecer por aquele momento, espreguiçar o corpo, ajoelhar para fazer a oração do dia, lavar o rosto, olhar para o espelho e fazer uma posição de poder juntamente a pensamentos positivos de força e autoafirmação. Ao sair, faço uma oração com palavras de fé, gratidão e afirmações positivas até chegar ao meu trabalho. Depois é só deixar fluir o resto do dia!

Pequenos e simples hábitos nos conduzem à excelência, portanto não lave a louça pela metade, não seja medíocre, mediano. Se você trabalhou muito, exercitou-se, cuidou dos seus filhos, da família e do seu lar, e resolveu um milhão de tarefas, parabéns, você faz parte da maioria do mundo normal. Não reclame, essa é a vida adulta!

Ao olharmos ao nosso redor vemos pessoas enfrentando problemas muito maiores do que os nossos, mas ainda assim encontram a felicidade. Nos hospitais há pessoas lidando com dificuldades extremas, mas sua fé permanece inabalável. Nas comunidades periféricas, onde as oportunidades e os bens materiais são escassos, os sorrisos persistem. Quando restringimos nossa felicidade a algo específico, tornamo-nos dependentes desse algo para sermos felizes. Devemos encontrar a felicidade no que temos ao mesmo tempo em que alimentamos a ambição de buscar o melhor para nós.

Vou compartilhar uma história que costumo contar em minhas palestras e que sempre permanece em minha mente...

Um pedestre estava andando na rua, viu um ciclista passando e pensou: "Poxa, eu queria tanto ter uma bicicleta como essa". O ciclista, por sua vez, pedalando pela rua, viu um lindo carro e pensou: "Poxa, eu seria tão feliz naquele carro". O rapaz do carro viu um Ferrari e falou: "Uau! Que Ferrari maravilhoso! Eu seria muito feliz nele". O dono do Ferrari viu um helicóptero e pensou: "Eu seria a pessoa mais feliz do mundo nesse helicóptero". Então o helicóptero caiu, o dono foi parar no hospital e perdeu a perna. Depois, olhando as pessoas caminhando na rua, ele diz: "Eu só queria poder andar igual àquele pedestre".

Observe alguns pontos nessa pequena história, que nos fazem refletir: sempre haverá alguém querendo o que temos e que acredita ser feliz com o que nós, às vezes, reclamamos. Nunca estamos felizes e satisfeitos com o que temos. Colocamos nossos sentimentos à mercê de bens materiais. Por isso valorize a vida e agradeça por estar vivo. Podemos ficar o dia todo tirando lições do nosso cotidiano, até mesmo o simples ato já mencionado anteriormente de fazer compras no supermercado já vale como ensinamento.

De fato, todo o trâmite de fazer compras nos deixa cansados, pois pegamos o carro, paramos na vaga do mercado, pegamos o carrinho de compras, tiramos os produtos das prateleiras, colocamos no carrinho, tiramos do carrinho e colocamos no caixa. Do caixa colocamos novamente no carrinho, levamos para o carro e colocamos tudo nele. Chegamos em casa, e temos de tirar do carro, colocamos no carrinho, no elevador e, por fim, guardamos no armário de casa. Ufa! Quanto trabalho, né? Pois bem, vou dizer apenas uma coisa: agradeça a Deus por ter saúde para fazer tudo isso e ter condições de colocar comida em casa. Pense em quantas pessoas no mundo estão passando fome!

NOTA: não espere nada de ninguém!

TREINO 9

VOCÊ PODE, VOCÊ CONSEGUE!

▷▷▷▷▷▷▷▷▷▷▷

TREINO INICIANTE

- Aqueça seu corpo por três minutos realizando o exercício da figura 1.
- Com a ajuda de um cronômetro, execute o exercício de acordo com a figura A por 30 segundos e descanse por 30 segundos. Em seguida, passe para o próximo exercício, figura B, e assim por diante.
- Seu treino deve ter a duração máxima de 21 minutos.
- Faça 7 exercícios, repetindo cada exercício apenas três vezes.

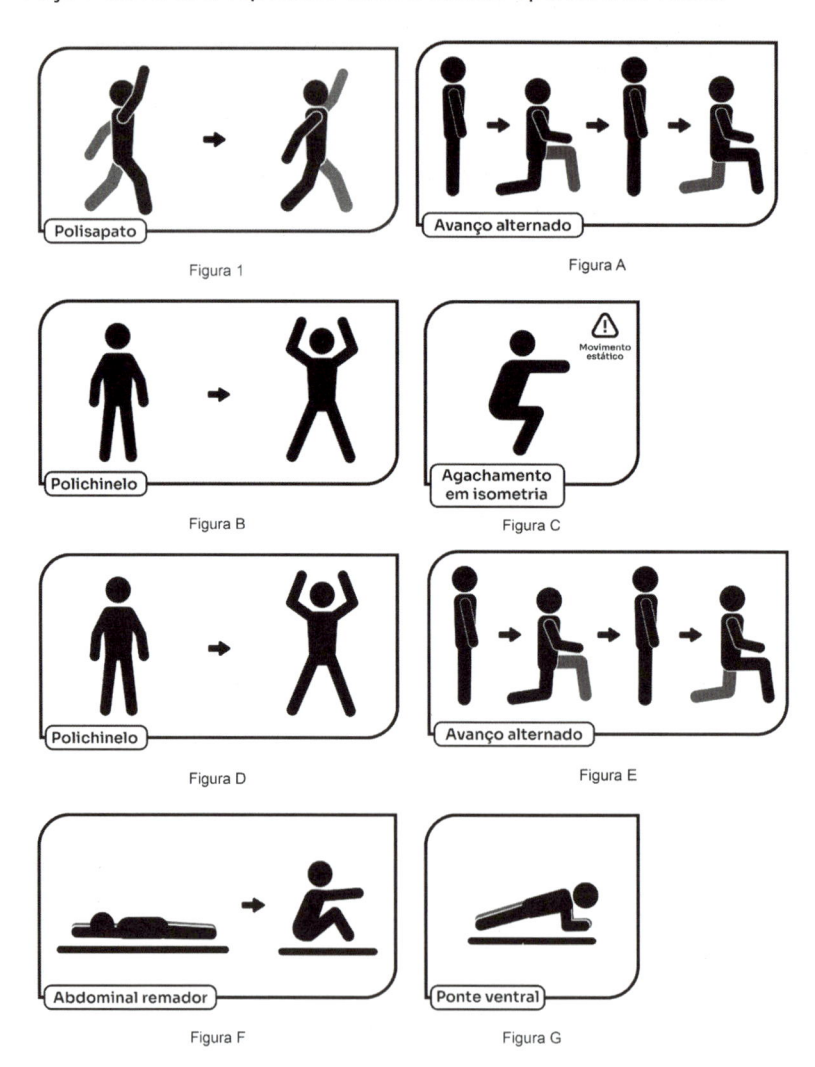

Polisapato — Figura 1

Avanço alternado — Figura A

Polichinelo — Figura B

Agachamento em isometria (Movimento estático) — Figura C

Polichinelo — Figura D

Avanço alternado — Figura E

Abdominal remador — Figura F

Ponte ventral — Figura G

TREINO INTERMEDIÁRIO

- Aqueça seu corpo por três minutos realizando o exercício da figura 1.
- Com a ajuda de um cronômetro, execute o exercício de acordo com a figura A por 40 segundos e descanse por 20 segundos. Em seguida, passe para o próximo exercício, figura B, e assim por diante.
- Seu treino deve ter a duração máxima de 27 minutos.
- Faça 9 exercícios, repetindo cada exercício apenas três vezes.

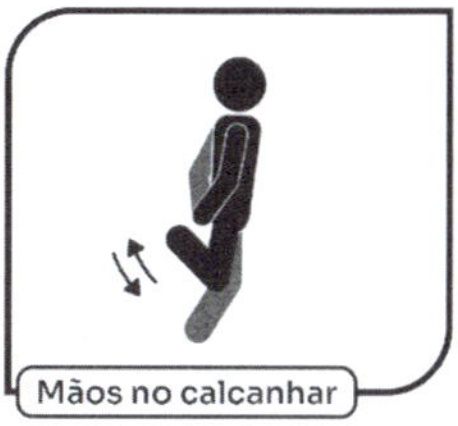

Figura 1 — Mãos no calcanhar

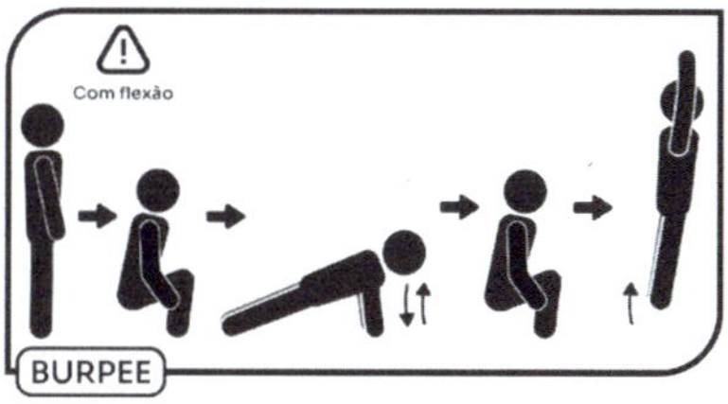

Figura A — BURPEE (Com flexão)

Figura B — Corrida estática

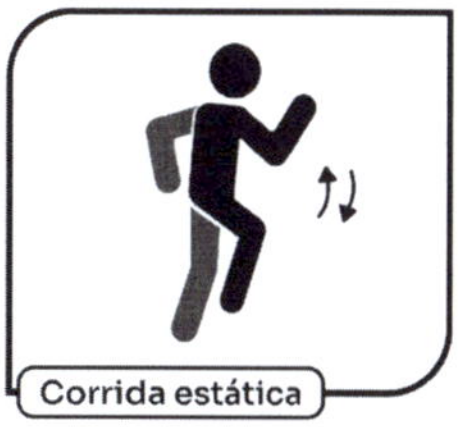

Figura C — Avanço alternado saltando (Troca de perna saltando)

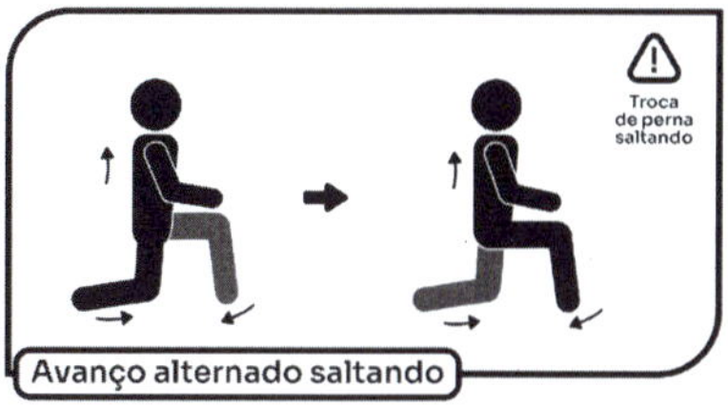

Figura D — Andar com as mãos

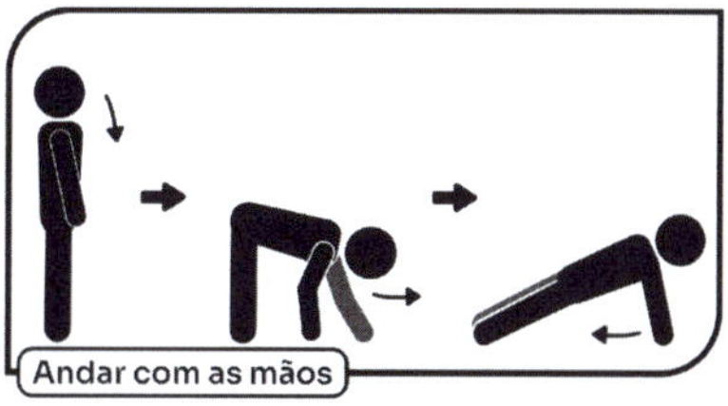

Figura E — Superman

Figura F — Elevação de quadril em isometria (Movimento estático em cima)

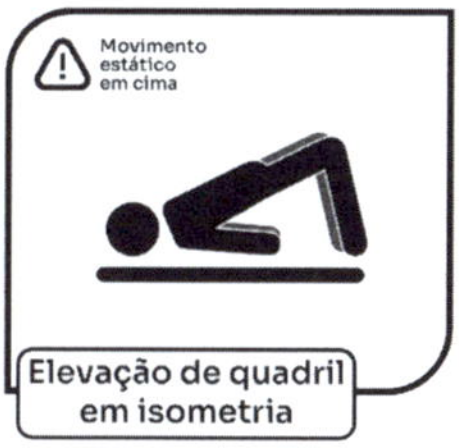

Figura G — Elevação de quadril

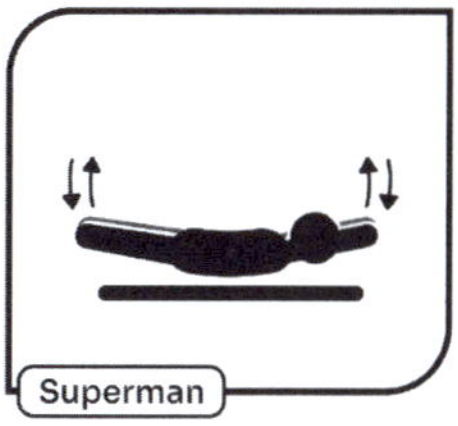

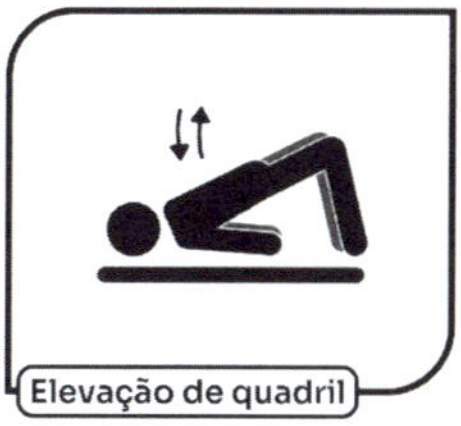

Figura H — Polichinelo

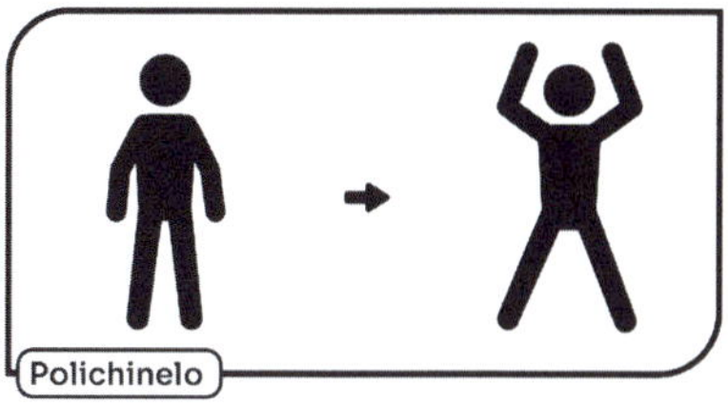

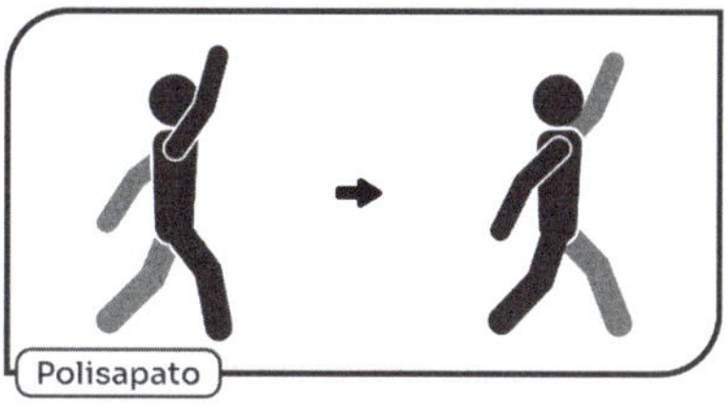

Figura I — Polisapato

TREINO AVANÇADO

- Aqueça seu corpo por três minutos realizando o exercício da figura 1.
- Com a ajuda de um cronômetro, execute o exercício de acordo com a figura A por 50 segundos e descanse por 10 segundos. Em seguida, passe para o próximo exercício, figura B, e assim por diante.
- Seu treino deve ter a duração máxima de 30 minutos.
- Faça 10 exercícios, repetindo cada exercício apenas três vezes.

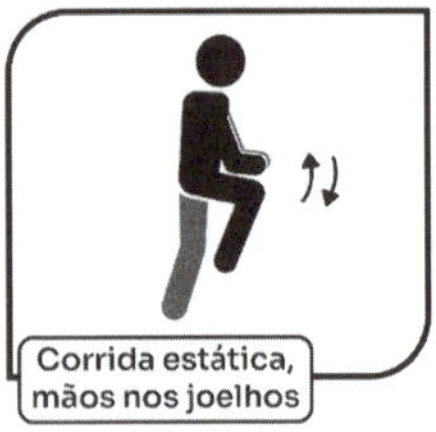

Corrida estática, mãos nos joelhos
Figura 1

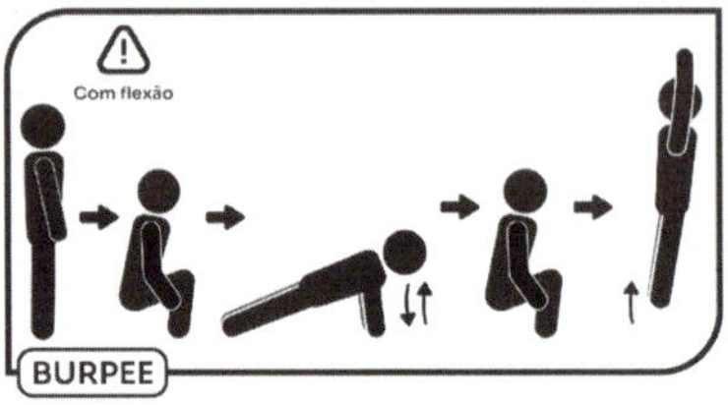

BURPEE (Com flexão)
Figura A

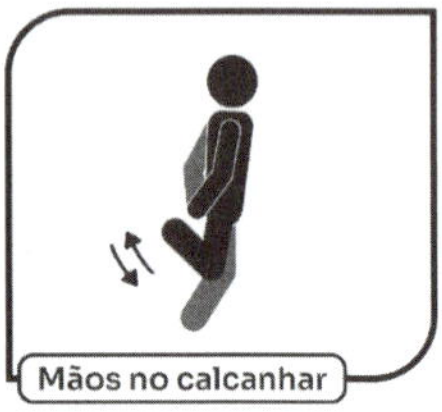

Mãos no calcanhar
Figura B

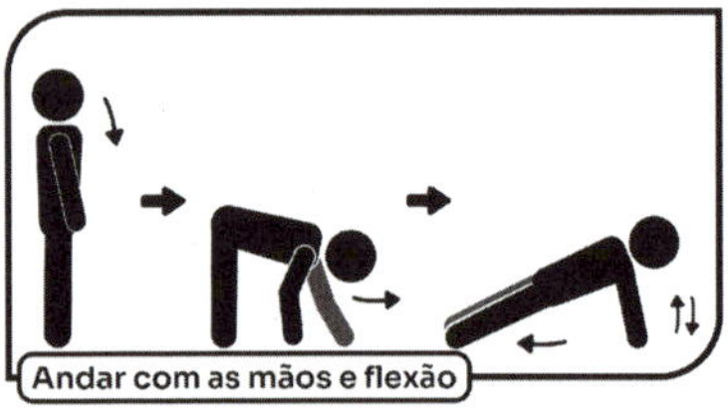

Andar com as mãos e flexão
Figura C

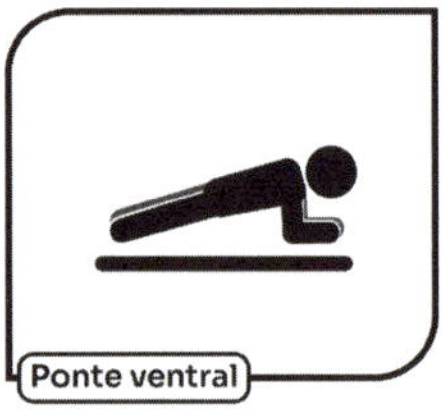

Ponte ventral
Figura D

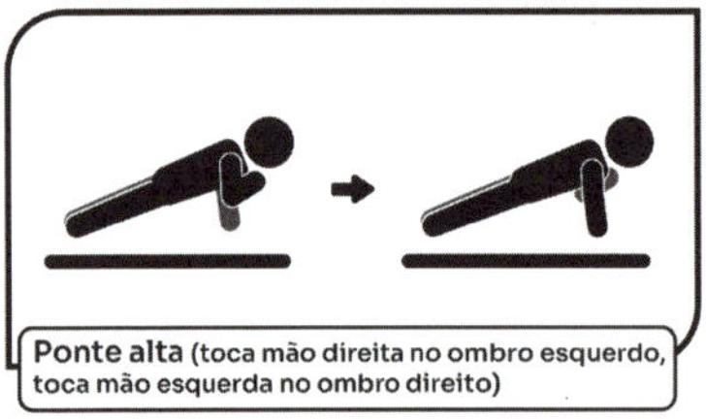

Ponte alta (toca mão direita no ombro esquerdo, toca mão esquerda no ombro direito)
Figura E

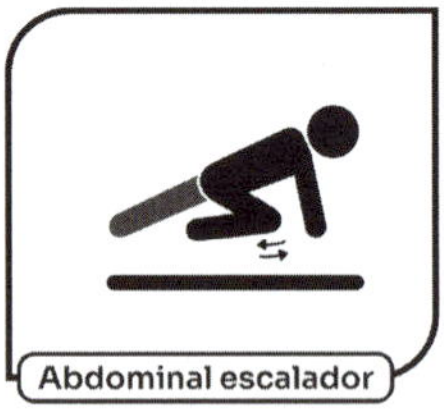

Abdominal escalador
Figura F

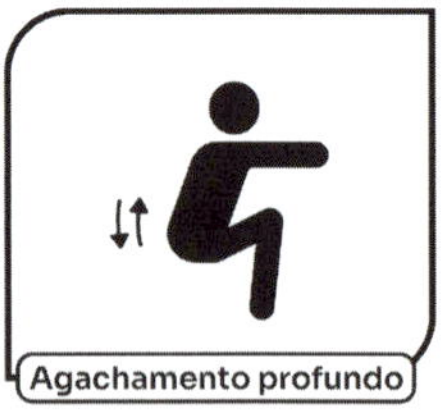

Agachamento profundo
Figura G

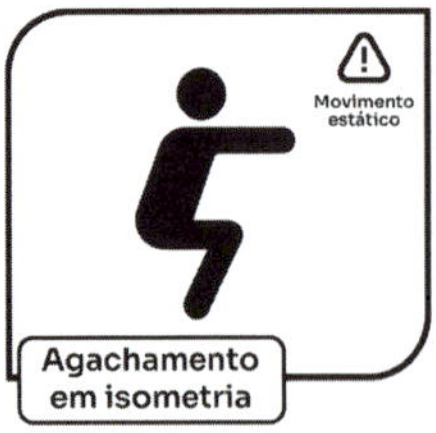

Agachamento em isometria (Movimento estático)
Figura H

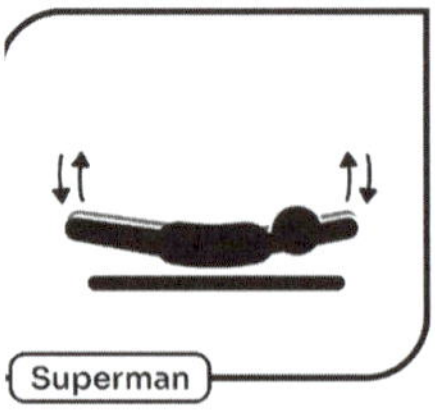

Superman
Figura I

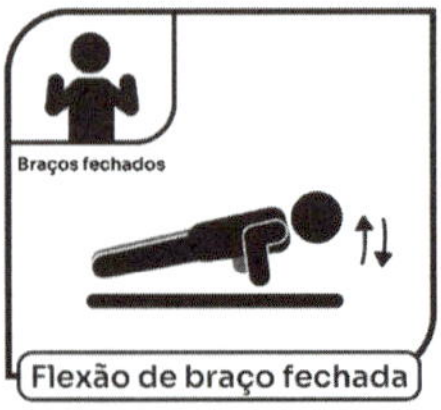

Flexão de braço fechada (Braços fechados)
Figura J

A arte de ser ouvido. Maio de 2023.

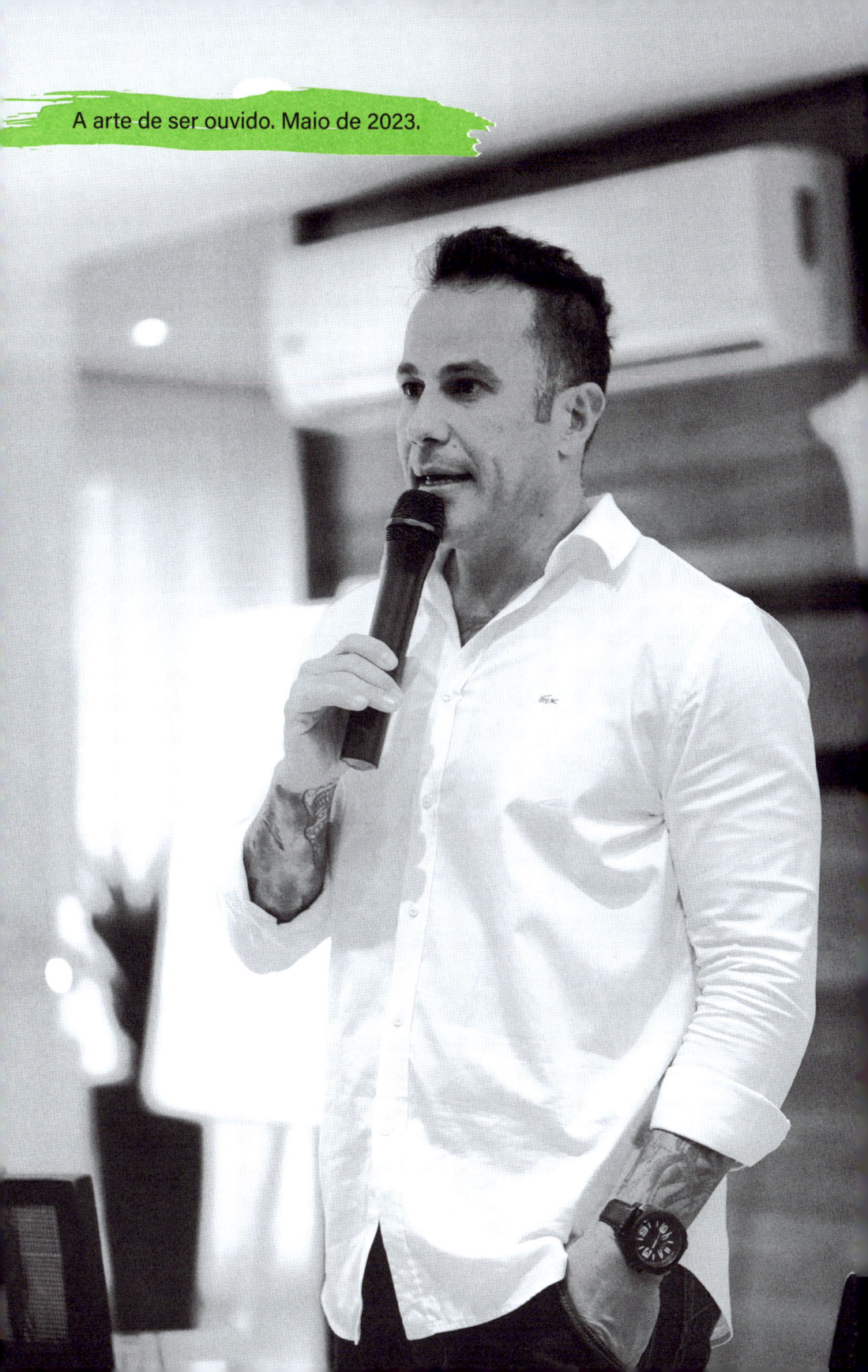

Jogando futevôlei, meu *hobby* favorito.

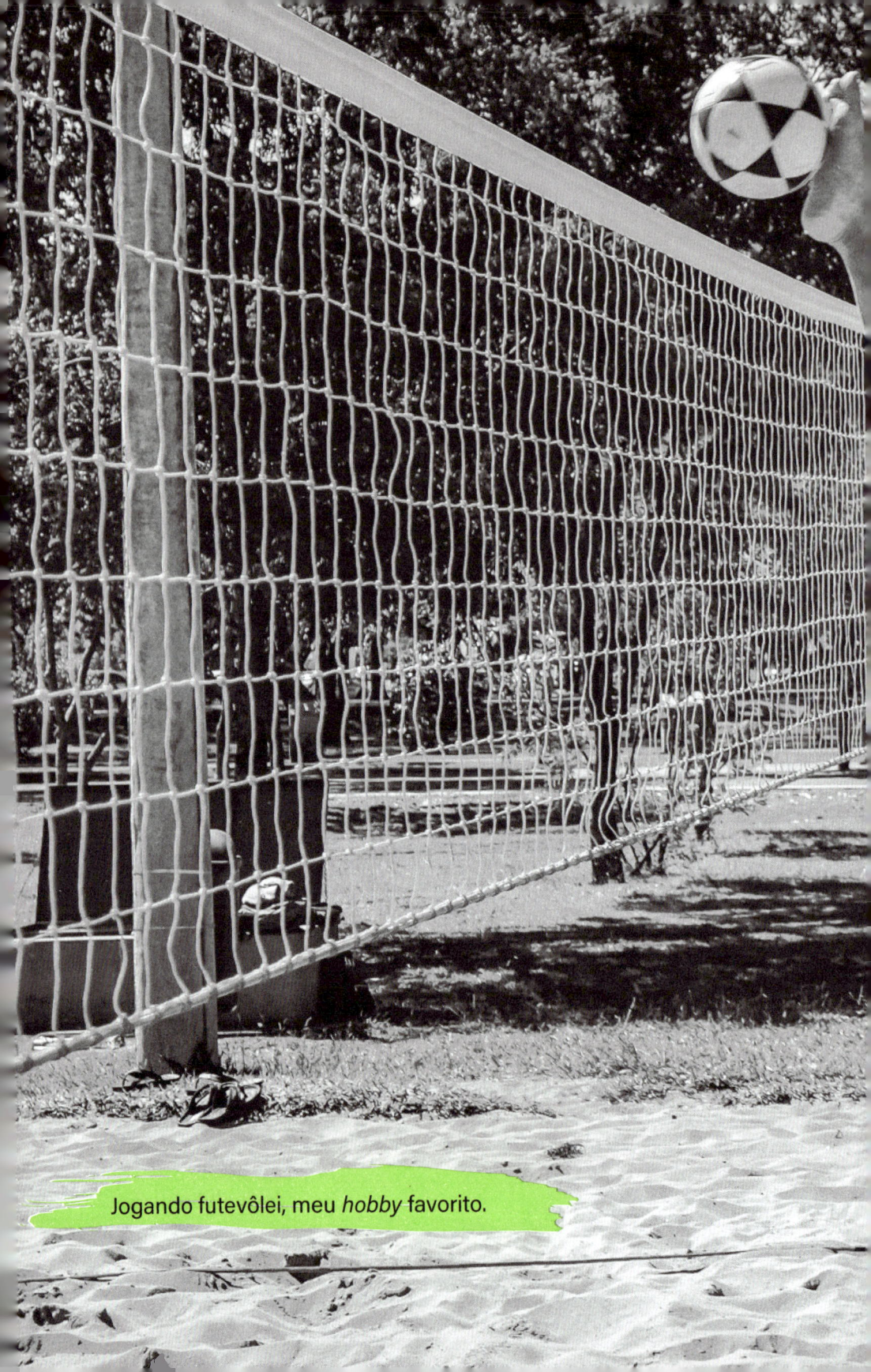

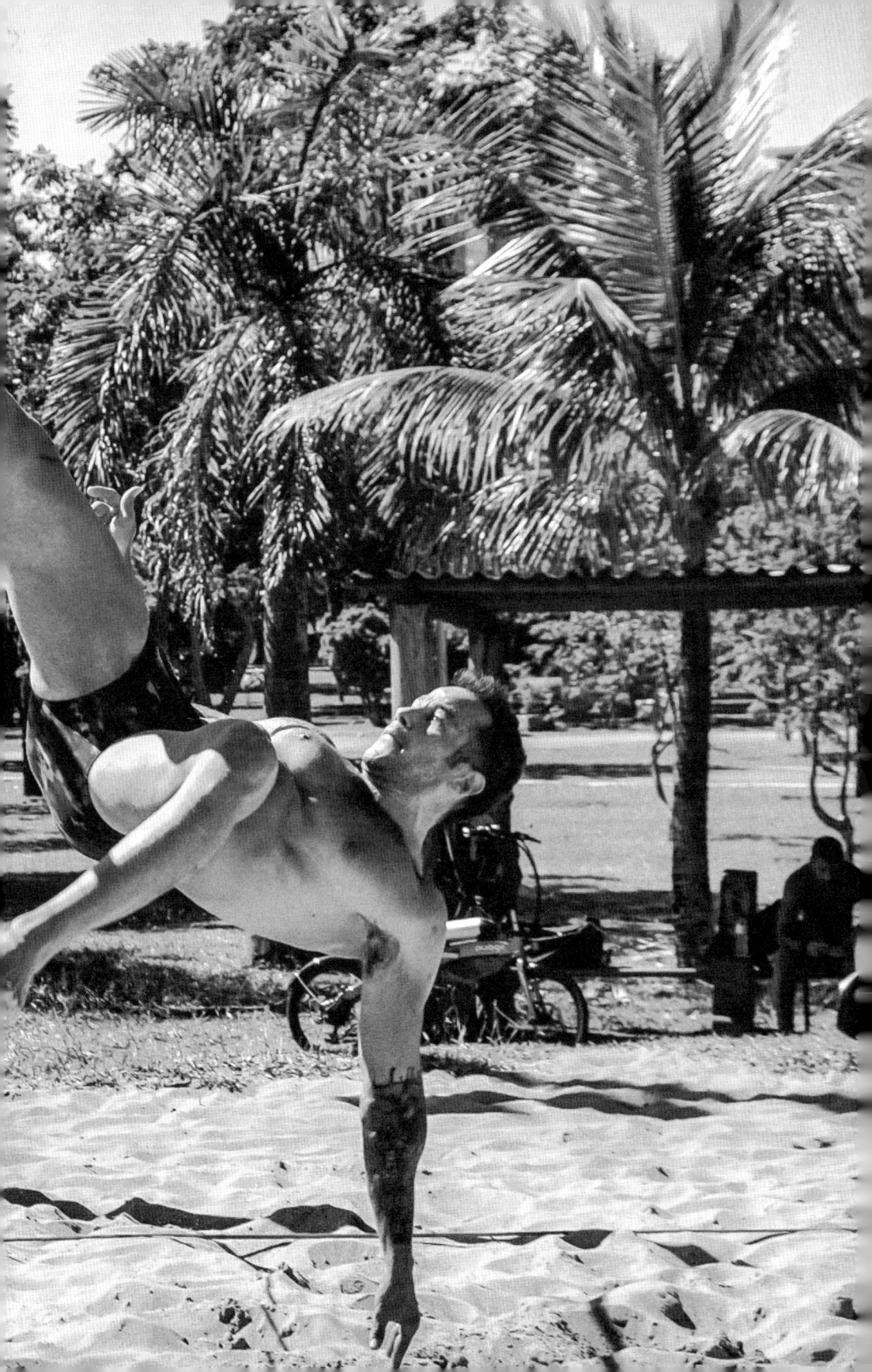

Capítulo 10

A CARTILHA DO CALIL

Vá além do óbvio.

Longe de ser um guru, líder espiritual ou algo do tipo, um tempo atrás fiz uma cartilha que quero compartilhar com você. Saiba que esta cartilha é a minha filosofia de vida e, caso ajude ou faça sentido para você, desfrute e faça bom uso!

- Busque sempre a felicidade.
- Exercite-se, pratique esporte, alimente-se bem e curta o sol.
- Valorize os momentos simples.
- Seja grato por tudo e agradeça sempre.
- Tenha fé inabalável e Deus acima de tudo.
- Autoestima, ponto fundamental na vida!
- Valorize-se e ame-se acima de tudo e de todos.
- Aproveite as oportunidades.
- Não deixe nada para depois.
- Evite desgaste, tudo passa.
- Trabalhe em algo pelo qual você seja apaixonado.
- Tempo é precioso, não gaste com coisas fúteis; às vezes, gaste.
- A vida é uma só, faça valer a pena.
- Melhor se arrepender do que você fez do que se arrepender do que você não fez.
- Autorresponsabilidade e controle emocional são pilares fundamentais para a vida. Foque isso.
- Seja humilde e educado com todos.
- Cumprimente, agradeça e respeite o ser humano.
- Sorria! Esse é um dos remédios da vida.
- Não espere nada de ninguém, assim, o que vier é lucro.
- Desfrute da vida.
- Esteja sempre em movimento, haja e mentalize o futuro.
- Seja seu maior fã.

TREINO 10

SEJA FIRME E FORTE!

▷▷▷▷▷▷▷▷▷▷

TREINO INICIANTE

- Aqueça seu corpo por três minutos realizando o exercício da figura 1.
- Com a ajuda de um cronômetro, execute o exercício de acordo com a figura A por 30 segundos e descanse por 30 segundos. Em seguida, passe para o próximo exercício, figura B, e assim por diante.
- Seu treino deve ter a duração máxima de 21 minutos.
- Faça 7 exercícios, repetindo cada exercício apenas três vezes.

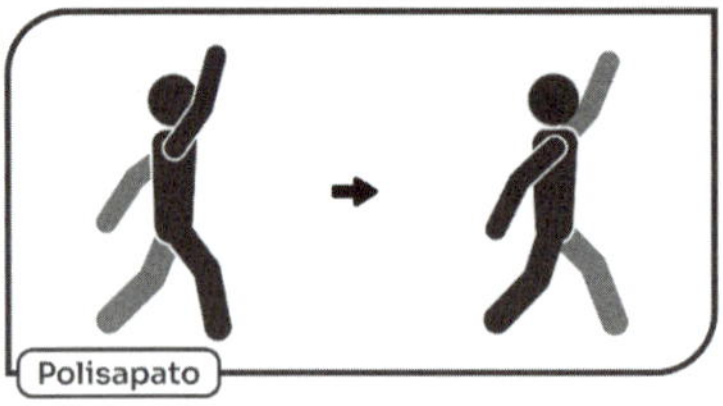

Polisapato
Figura 1

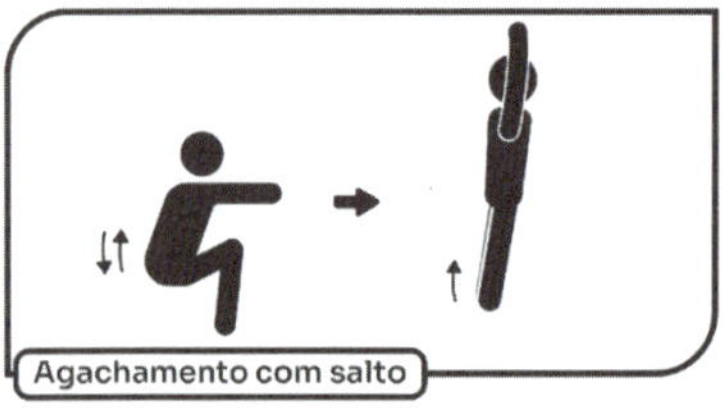

Agachamento com salto
Figura A

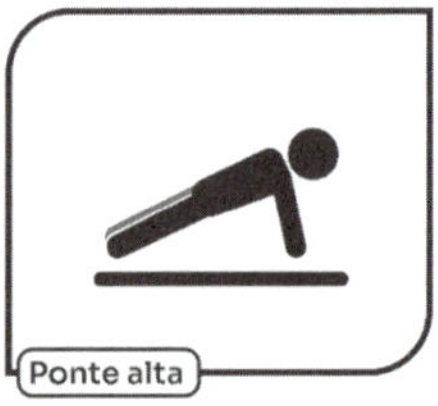

Ponte alta
Figura B

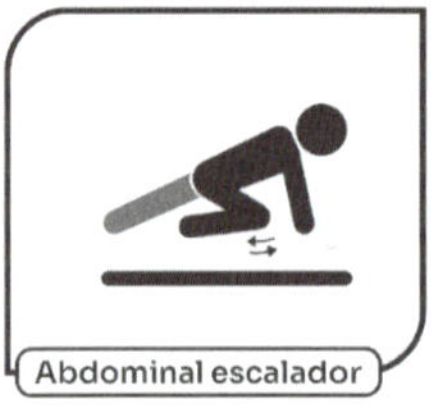

Abdominal escalador
Figura C

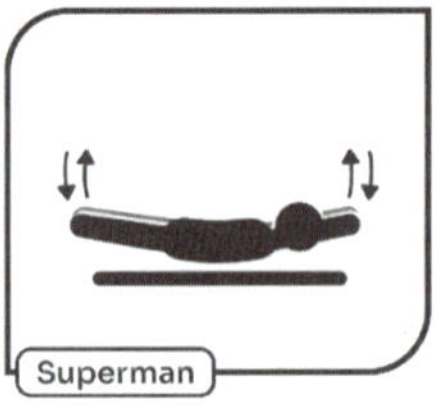

Superman
Figura D

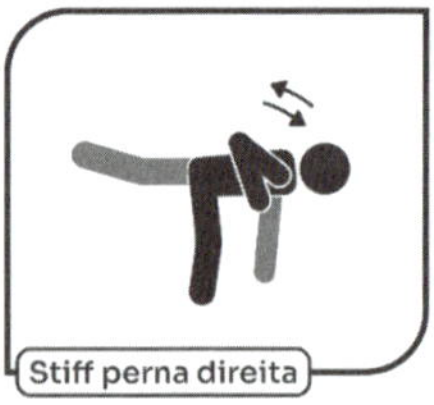

Stiff perna direita
Figura E

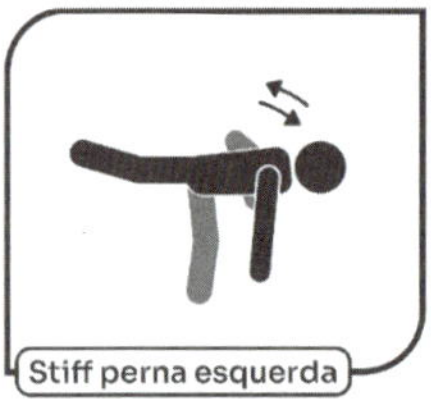

Stiff perna esquerda
Figura F

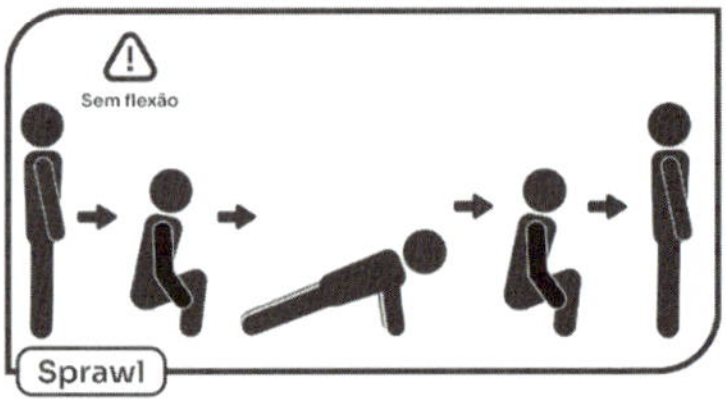

Sem flexão
Sprawl
Figura G

TREINO INTERMEDIÁRIO

- Aqueça seu corpo por três minutos realizando o exercício da figura 1.
- Com a ajuda de um cronômetro, execute o exercício de acordo com a figura A por 40 segundos e descanse por 20 segundos. Em seguida, passe para o próximo exercício, figura B, e assim por diante.
- Seu treino deve ter a duração máxima de 27 minutos.
- Faça 9 exercícios, repetindo cada exercício apenas três vezes.

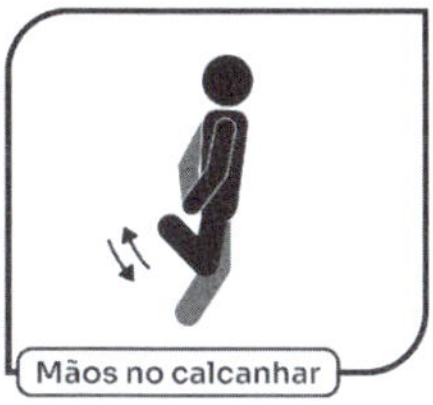

Figura 1 — Mãos no calcanhar

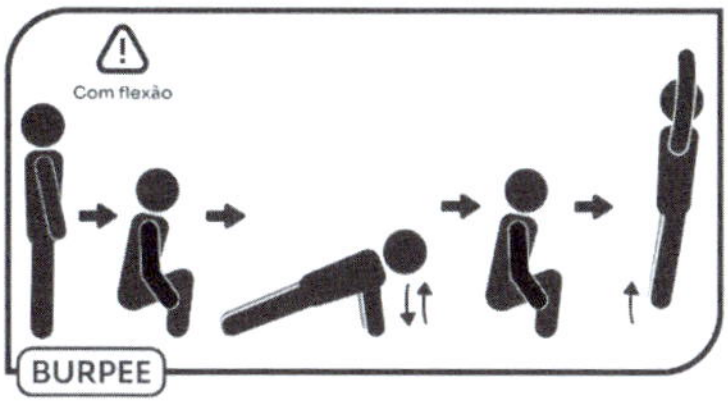

Figura A — BURPEE (Com flexão)

Figura B — Corrida estática, mãos nos joelhos

Figura C — Agachamento lateral, perna direita

Figura D — Agachamento lateral, perna esquerda

Figura E — Corrida estática, mãos nos joelhos

Figura F — Stiff alternado

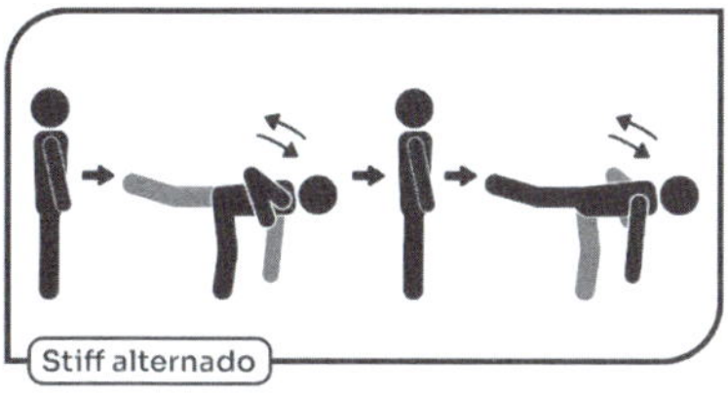

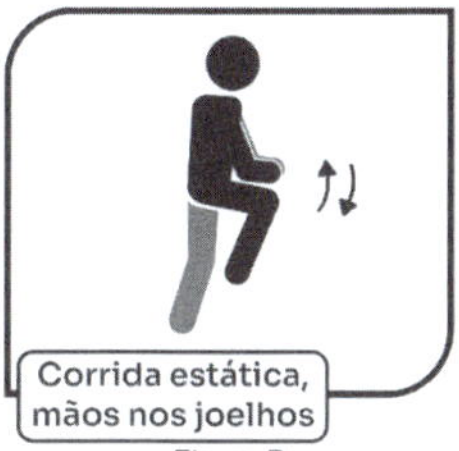

Figura G — Corrida estática, mãos nos joelhos

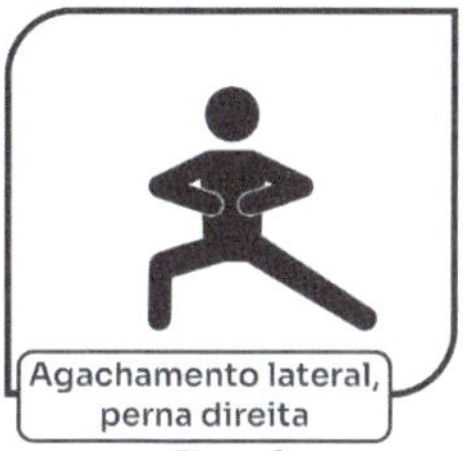

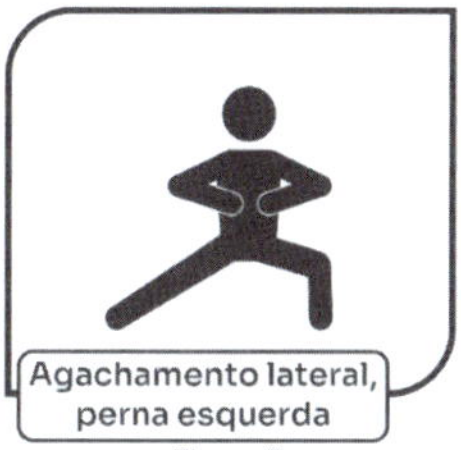

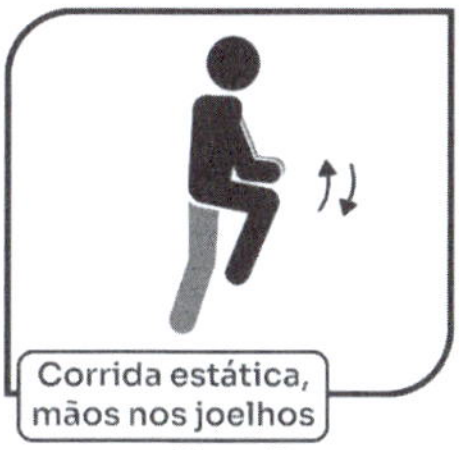

Figura H — Avanço alternado

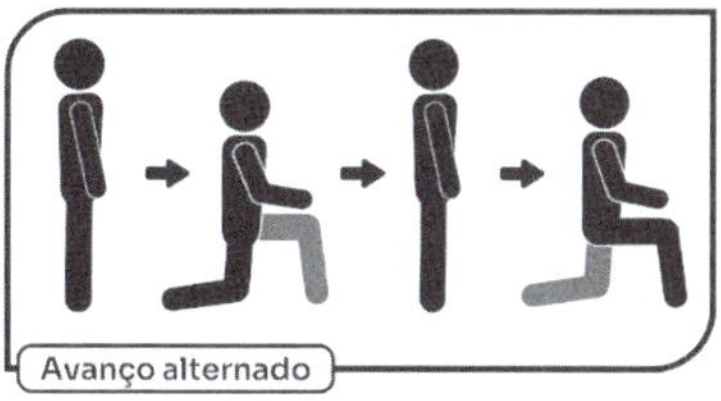

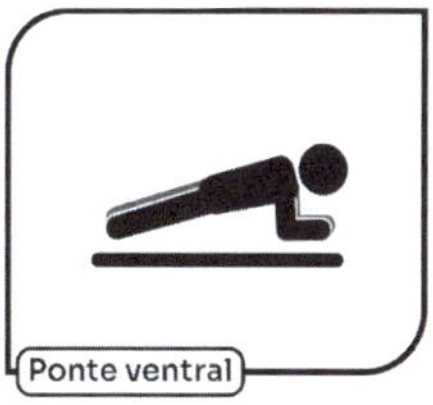

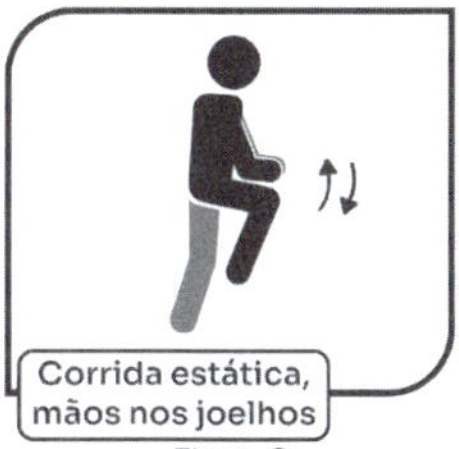

Figura I — Ponte ventral

TREINO AVANÇADO

- Aqueça seu corpo por três minutos realizando o exercício da figura 1.
- Com a ajuda de um cronômetro, execute o exercício de acordo com a figura A por 50 segundos e descanse por 10 segundos. Em seguida, passe para o próximo exercício, figura B, e assim por diante.
- Seu treino deve ter a duração máxima de 30 minutos.
- Faça 10 exercícios, repetindo cada exercício apenas três vezes.

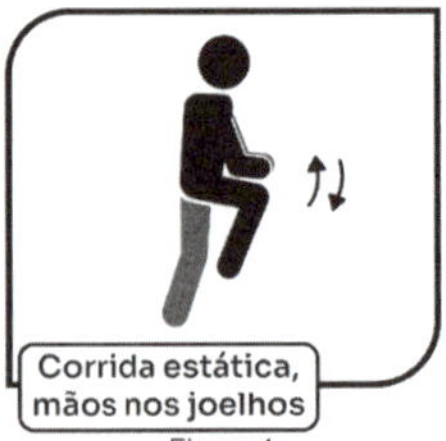

Figura 1 — Corrida estática, mãos nos joelhos
Figura A — BURPEE (Com flexão)
Figura B — Agachamento com salto
Figura C — Corrida estática
Figura D — Avanço alternado saltando
Figura E — Corrida estática
Figura F — BURPEE (Com flexão)
Figura G — Agachamento com salto
Figura H — Corrida estática
Figura I — Avanço alternado saltando
Figura J — Corrida estática

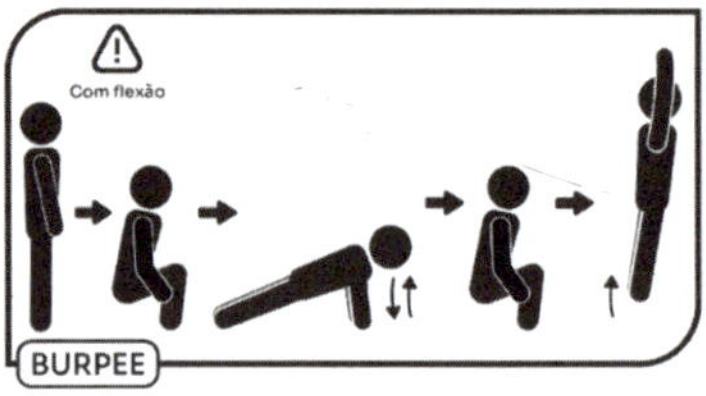

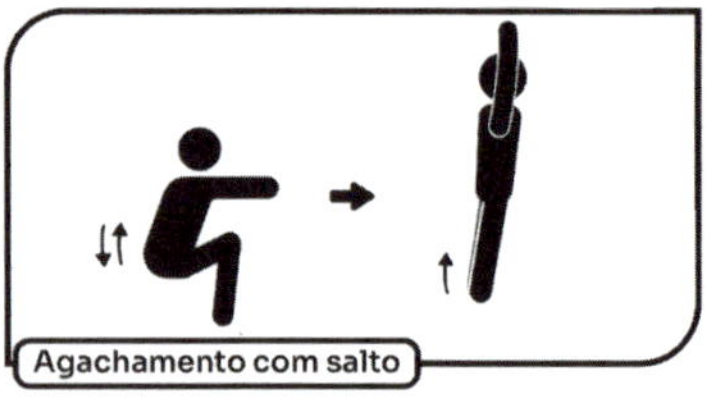

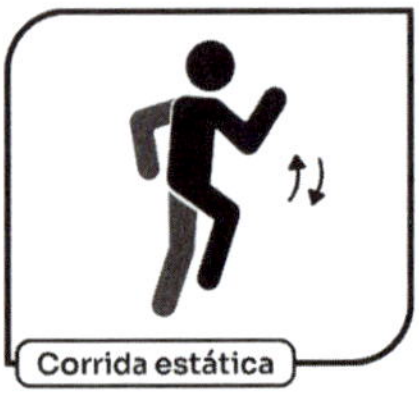

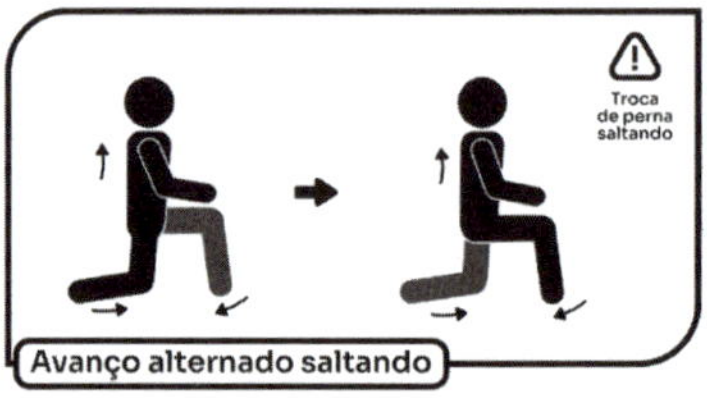

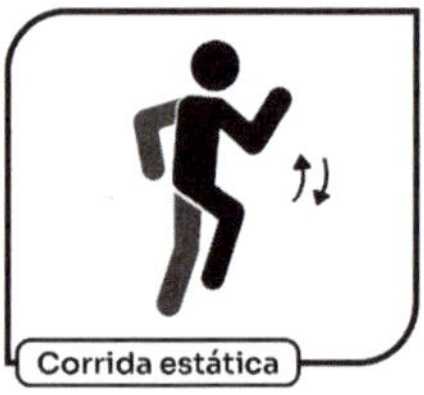

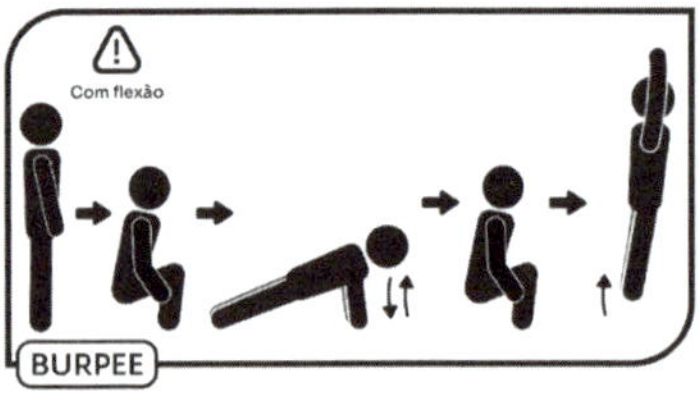

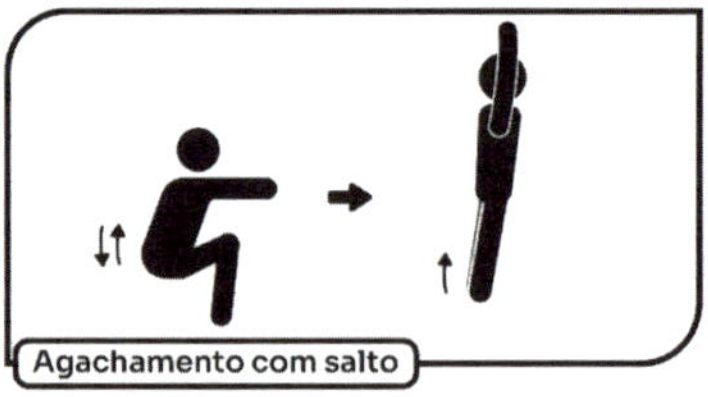

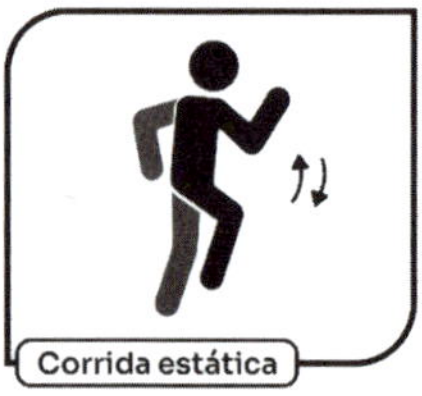

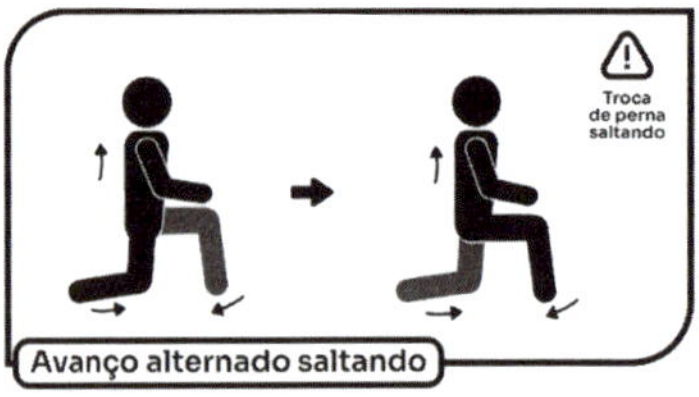

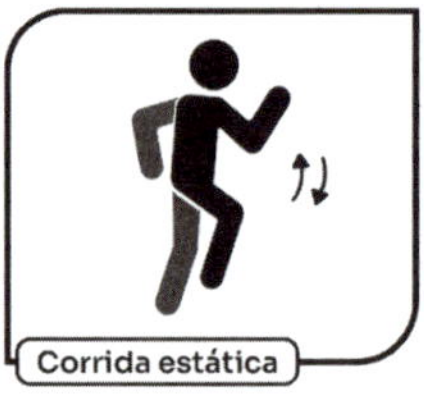

Uma foto que virou tatuagem.

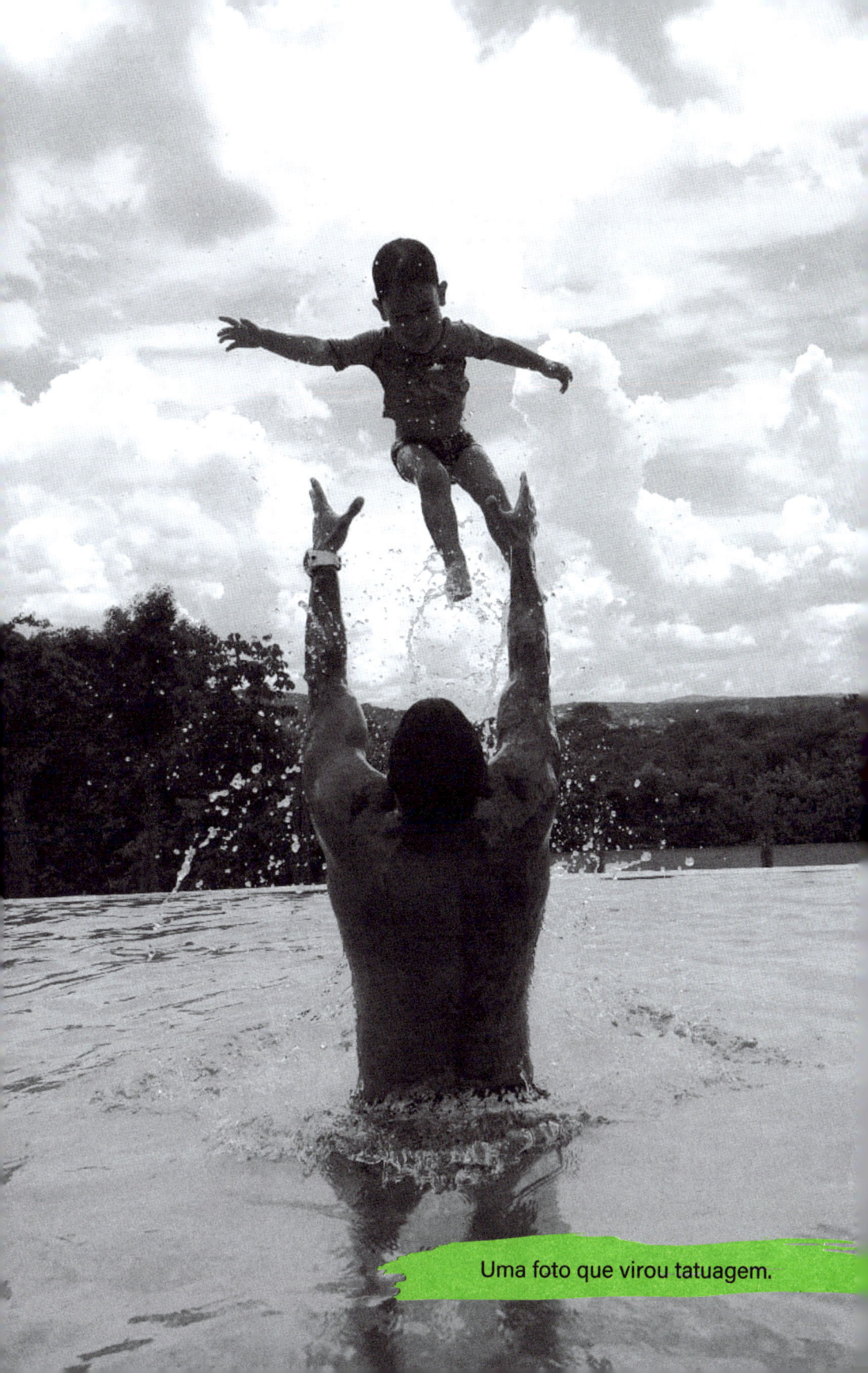

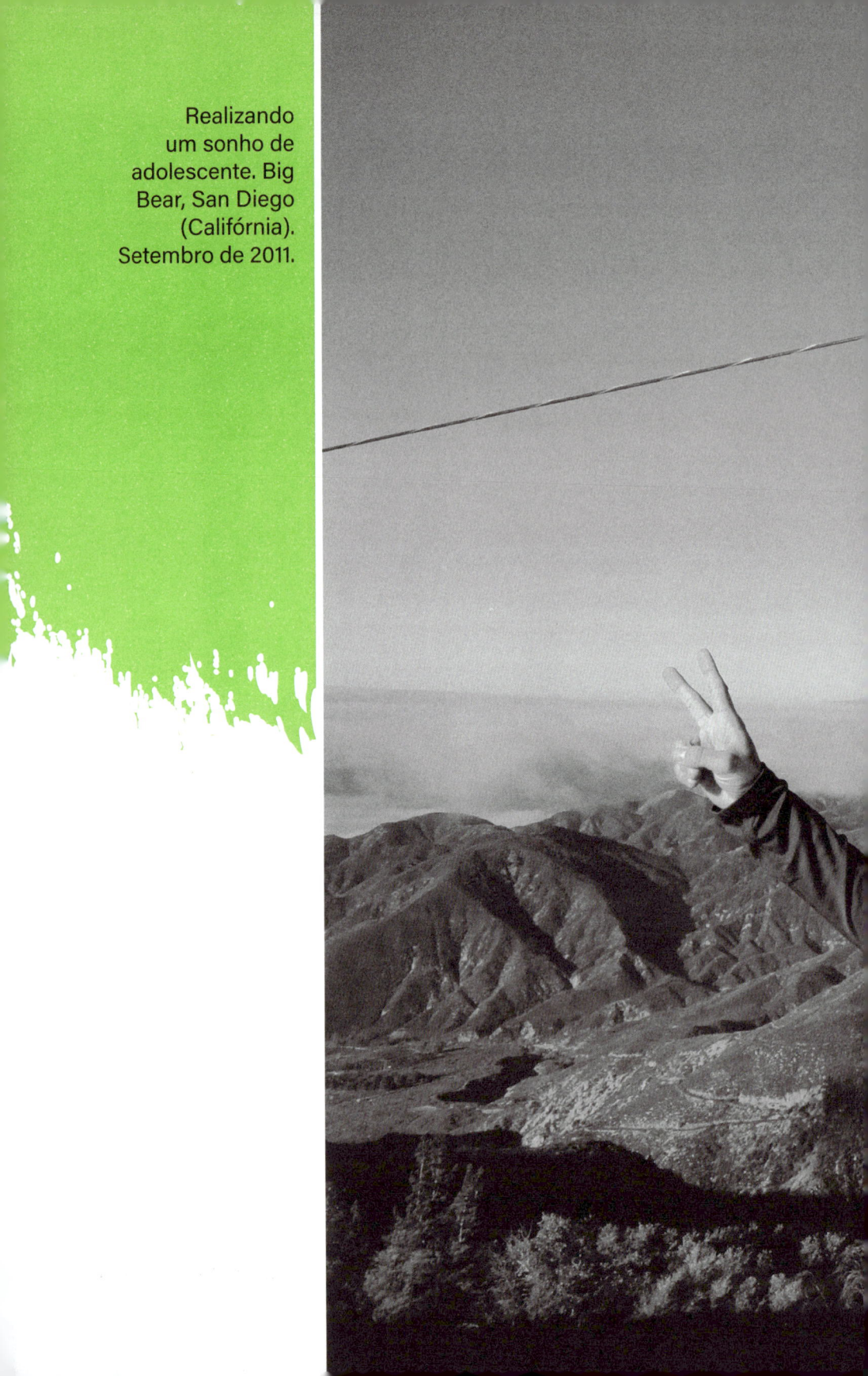

Realizando um sonho de adolescente. Big Bear, San Diego (Califórnia). Setembro de 2011.

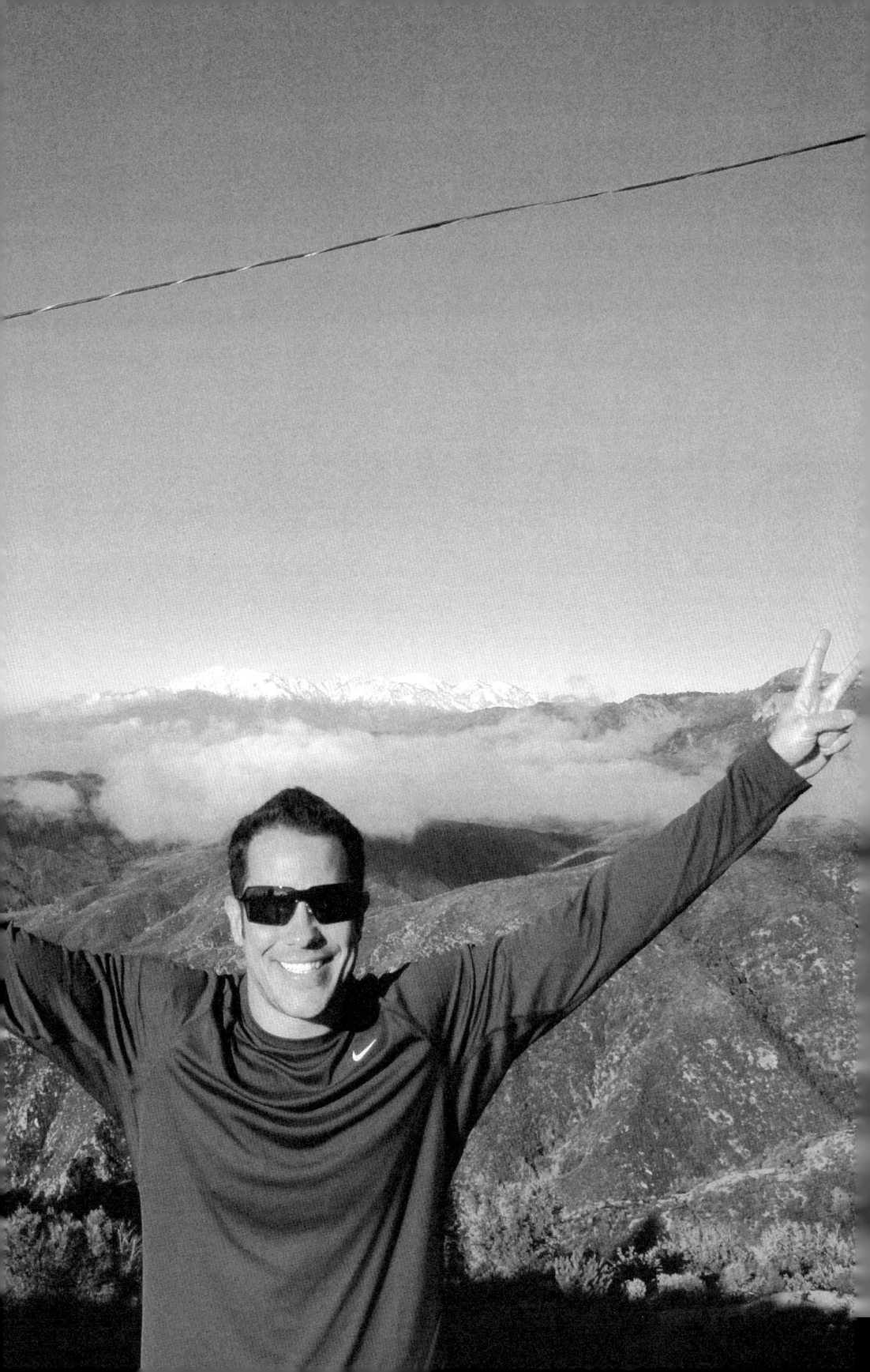

Família Almeida.

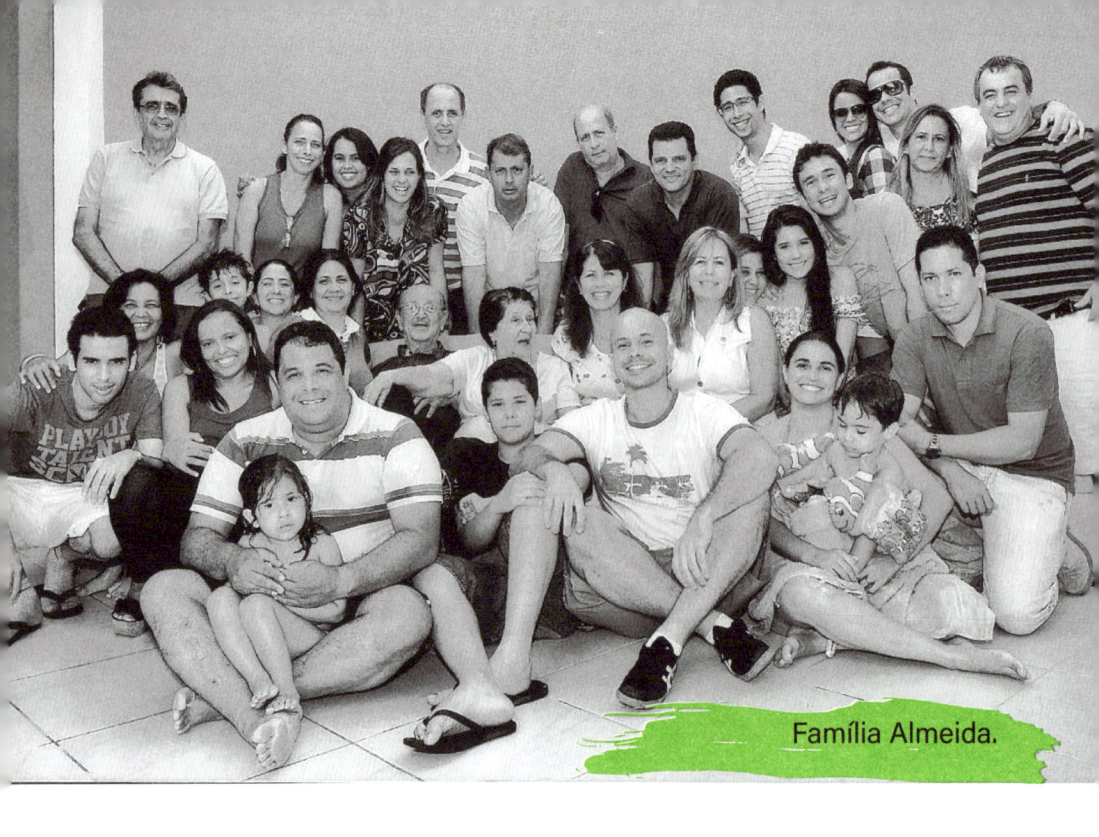

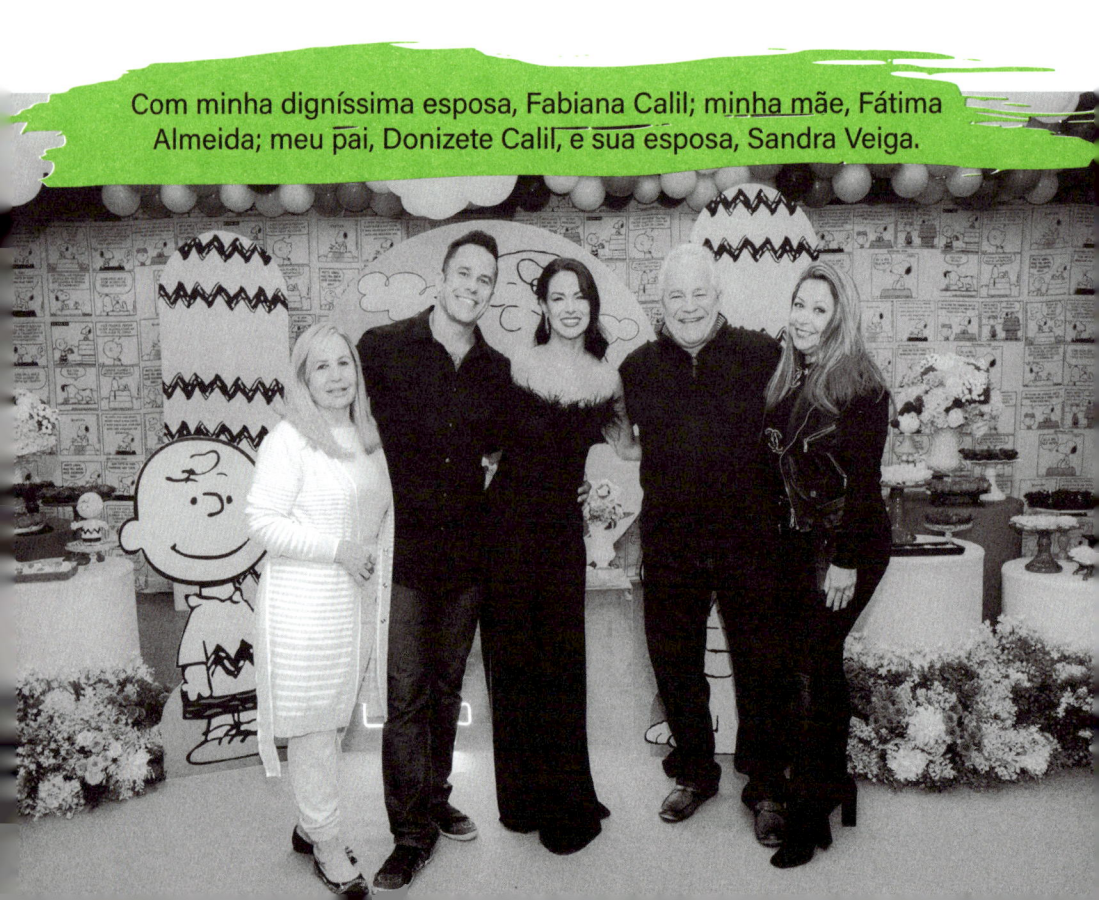

Com minha digníssima esposa, Fabiana Calil; minha mãe, Fátima Almeida; meu pai, Donizete Calil, e sua esposa, Sandra Veiga.

Capítulo 11

NOVA ERA, NOVOS HÁBITOS, NOVOS RESULTADOS

Um coração radiante ilumina qualquer alma.

Popularmente conhecido como ciclo da vida, nós nascemos, crescemos, nos desenvolvemos, envelhecemos e morremos. É o natural, não temos outro destino a não ser a morte. Porém a beleza da vida e a chance de ter um dia após o outro nos fazem levantar e trilhar os nossos caminhos.

Nesse caminho, Deus nos deu o livre-arbítrio para seguirmos da forma como bem entendemos e desejamos. Muitas vezes pensamos que a vida nos leva para uma direção que não desejamos, mas eu creio que temos como controlar e direcionar aquilo que nos é tangível, e podemos controlá-lo e direcioná-lo para onde queremos.

Não devemos morrer com as mesmas características que nascemos. Podemos e devemos evoluir e nos transformar em algo novo. Eu, nem de perto, sou o mesmo de anos atrás. Vejo as nítidas mudanças em minha vida e em mim mesmo. Nunca fui um adolescente muito organizado, religioso, dedicado e outros adjetivos que você possa imaginar, mas, certamente, com 30 anos eu já não era o mesmo jovem da faculdade.

Com quase 40 anos, absolutamente não sou o mesmo de anos atrás. Hoje sou extremamente organizado com minhas coisas, minha esposa que o diga. Sou muito dedicado e me desafio constantemente; às vezes, sou até chato e competitivo demais. Pontualidade e compromisso não eram o meu forte, mas hoje as coisas mudaram. Antigamente, eu queria ser amigo de todo mundo. Hoje, seleciono e não me importo com os que se vão para outros caminhos. Roupas e gostos musicais já não são os mesmos também. Assim, continuo evoluindo e buscando ser a melhor versão de mim mesmo a cada dia que passa.

Se você não se vê como antigamente e acha que é uma pessoa melhor, parabéns, você está em constante evolução. Isso lhe trará novas oportunidades e novos desafios!

Há alguns anos, eu não me via passando um *réveillon* que não fosse em festas com meus amigos. Passar a virada de ano em uma igreja estava longe dos meus planos e, acredite, passei a virada do ano de 2018 para 2019 dentro da igreja, com minha esposa e meu filho, foi ótimo e não me arrependo.

Odiava café e o tomava apenas com leite, em raras exceções. Adivinhe? Após trinta e seis anos, sou adepto do café preto forte e sem açúcar. Jejum nunca fez parte da minha vida ou rotina. Passei quase três anos fazendo jejum de dezesseis horas. Certa vez, por um propósito espiritual, fiz um jejum de três dias.

Nesse episódio do jejum de três dias, fui para um culto evangélico em Goiânia, no fim do ano de 2021, e passei um bom período de transformação pessoal e espiritual nessa época. Simplesmente tudo foi acontecendo naturalmente e eu, que não sou bobo, fui deixando acontecer, pois vi que estava fazendo bem para mim e para as pessoas à minha volta. Aprendi muito, transbordei na vida das pessoas e iniciei um caminho de novas conquistas e oportunidades. Até um livro eu escrevi (*risos*).

Troquei de carro, realizei um *Ironman*, idealizei a minha demissão do trabalho seguro, de carteira assinada. Após dez anos na empresa na qual eu trabalhava saí em busca de novos sonhos.

Elevei o meu nível de forma absurda. Tudo isso aconteceu devido ao fato de estar aberto a novos hábitos e a novas oportunidades. Esteja você também aberto ao novo, pois só assim novos resultados virão. Analise o seu cenário, a sua vida, use o espelho e faça perguntas. Veja se o caminho que está seguindo lhe traz felicidade, pois você pode mudar a qualquer momento caso esteja infeliz. Pare de reclamar e aja, não dê murro em ponta de faca sabendo que irá se machucar. Tome as rédeas da sua vida, não viva por condição e, sim, por decisão. Ninguém está nem aí para você, a não ser Deus.

Coloque energia naquilo que você pode controlar, esqueça o julgamento alheio, seja livre e cuide da sua vida. Nessa jornada da vida não levaremos nada, pois do pó viemos e ao pó voltaremos. Não guarde rancor, seja intenso no que se dispõe a fazer, perdoe, sorria sozinho, escreva um livro, crie novos ciclos e encerre os antigos, desfrute das perfeitas criações de Deus, conquiste coisas que o dinheiro não pode comprar e faça a diferença nessa jornada. Você pode, você consegue!

Todos nós temos um potencial infinito e uma história única. Faça valer a pena a oportunidade que Deus lhe deu. Aproveite o máximo que puder, pois não sabemos o que acontecerá no dia de amanhã.

Ninguém é perfeito e superior a ninguém, somos todos iguais. A vida é um sopro e, no dia que Deus escolher para a nossa partida, olharemos para trás e perguntaremos: VALEU A PENA?

Eu, Marcus Almeida Calil, um simples brasiliense, afirmo hoje que sim, tudo valeu a pena para mim. Caso, por escolha do destino e de Deus, partisse hoje para o outro lado da vida, diria que toda a minha história valeu a pena.

O fim será melhor do que o começo. Se Deus quiser, ainda terei muitas histórias para contar, pois a estrada e os caminhos da vida continuam, as adversidades e as glórias virão. E saiba: tudo passa!

Continuarei mirando no futuro, mentalizando o melhor para mim e minha família, mas com o pé no presente, único tempo em que podemos fazer alguma coisa, lembrando dos aprendizados do passado. A jornada continua e devemos seguir fortes fazendo história nesta terra! Seja protagonista da sua vida!

Parabenizo você pela sua história que, certamente, também daria um livro e ensinaria algo a alguém. Você é único!

Espero que eu tenha entregado tudo que eu pude para você, que me acompanhou até aqui. Desejo do fundo do meu coração que algo tenha feito sentido para você, que tenha lhe inspirado a ser melhor do que ontem. Se eu contribuí e impactei de alguma forma a sua vida ou a sua forma de pensar, já valeu a pena!

Sou alguém que vê a vida de outra forma, e você já sabe bem, né?!

Fique com Deus, faça o que tem que ser feito, sorria e lembre-se: EU SOU ÚNICO, E VOCÊ TAMBÉM!

NOS VEMOS POR AÍ E VAMOS
PARA O PRÓXIMO DESAFIO!

CONCENTRE E GASTE ENERGIA NAQUILO QUE VOCÊ PODE CONTROLAR!

O SEGREDO É ENGANAR A MENTE

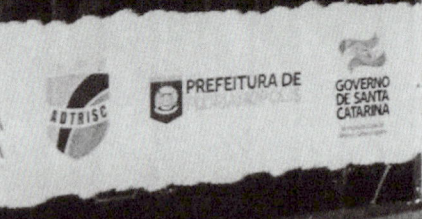

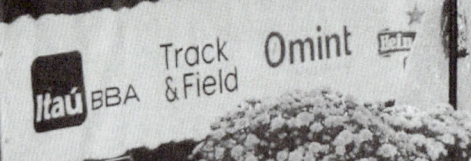

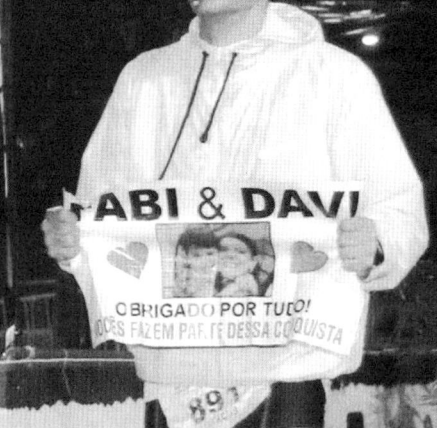

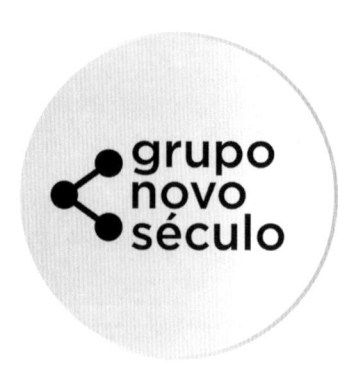

Compartilhando propósitos e conectando pessoas
Visite nosso site e fique por dentro dos nossos lançamentos:
www.gruponovoseculo.com.br

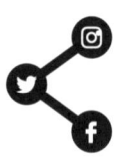

facebook/novoseculoeditora
@novoseculoeditora
@NovoSeculo
novo século editora

gruponovoseculo.com.br

Edição: 1ª
Fonte: Mercury Text